H₂O 原水文化

診治 X 用藥 X 保養 X 衛教 X 臨床案例 **最完整生活處方**
內外科 X 中醫 X 精神科 X 復健科 X 營養師 **全方位把關**

跨科會診
終結胃食道逆流

**順流暢銷
增修版**

國內第一家胃食道逆流診治中心創辦人
吳文傑 醫師——總策畫
國內跨院跨科11位醫療權威——合著

U0008478

婦產科

陳保仁 醫師

- 禾馨民權婦幼診所院長
- 臺灣婦產身心醫學會理事長

専長

高危險妊娠、周產期超聲波、微創手術、婦科腫瘤、更年期障礙、經前症候群治療、私密處整型、美容醫學

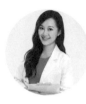

營養諮詢

許瓊月 營養師

- 天璽營養諮詢中心院長

専長

疾病營養、體重管理、孕期營養、產後瘦身、抗衰老、功能性醫學營養

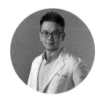

耳鼻喉科

陳亮宇 醫師

- 亞洲大學醫院頭頸外科主任
- 陳亮宇耳鼻喉科診所院長

専長

耳鼻喉及頭頸外科、顏面整形重建外科、頭頸部腫瘤、顏面整形、鼻整形、鼻部疾病治療與手術、睡眠呼吸中止症診斷與治療

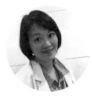

復健科

陳淵琪 物理治療師

- 誠星物理治療所院長
- 臺北市物理治療師公會理事

専長

肌筋膜疼痛、纖維肌痛症、自律神經失調、慢性疼痛、燒燙傷復健、術後復健、血友病關節病變復健

復健科

蘇俊郎 醫師

- 宏仁醫院醫療副院長
- 東華醫院醫療副院長

専長

神經疾病復健、骨骼關節肌肉疾病、肌肉骨骼超音波檢查、急慢性疼痛之肌痛點注射、關節韌帶肌腱損傷後之增生治療、心肺運動復健與兒童發展遲緩治療

（以上皆依來稿先後排序）

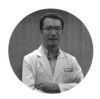

中醫
謝岳峰 醫師

· 天一堂中醫診所院長
· 安媞產後護理之家特聘醫師

專長

【內科】胃食道逆流、胃腸機能障礙、睡眠障礙、皮膚調理、自律神經失調
【婦科】孕前產後調理、不孕症、更年期綜合症、痛經、月經不調。
【美顏抗衰老】F.A.C.E 美顏針

中醫
林親怡 醫師

· 員生醫院中醫部部主任

專長

胃食道逆流、便祕、腸激躁症候，失眠頭暈頭痛、睡眠呼吸中止、胸悶心悸、自律神經失調、代謝性疾患、慢性咽喉炎

胸腔外科
李佳穎 醫師

· 秀傳紀念醫院醫療副院長
· 秀傳紀念醫院胸腔外科主任

專長

肺部、氣管、食道、縱膈腔及胸壁腫瘤、膿胸、氣胸、胸部創傷等各類胸腔疾病、血胸及胸壁畸形、胸腔鏡及腹腔鏡微創手術

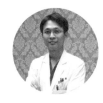

心臟科
陳裕峰 醫師

· 員榮醫院醫療部主任
· 員榮醫院心臟內科醫師

專長

心臟超音波、心律調節器置放及心導管檢查、冠狀動脈及周邊血管之介入性治療、心律不整、心絞痛、心臟衰竭、心臟急重症、心肌梗塞、胸悶等

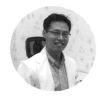

身心科
何鎧任 醫師

· 員榮醫院身心科醫師
· 員生醫院身心科醫師

專長

各種身心症狀及自律神經失調、情緒管理與減壓治療、失眠、焦慮、恐慌、憂鬱、躁症、酒精或藥物成癮、個別心理治療、精神藥物治療

（以上皆依來稿先後排序）

目錄

搶先看！
15部 胃食道逆流 衛教特輯
P.32

知己知彼 百戰百勝

PART 1 要顧好胃，先認識胃
每個人都要知道的胃部基本常識

PART **4** 病患大哉問，Dr.J 來解答
十萬個「胃」什麼？
最需破除的謠言與最需釐清的觀念

【 關 於 病 症 】

特別收錄

專業創新，視病猶親，
一顆照亮病患未來的新星！

張克士（員榮醫療體系總院長）

「喝咖啡吃甜食，你又胃食道逆流了嗎？」這是近來大家耳熟能詳的廣告詞，搭配「火燒心」的畫面，傳神地勾勒出這個困擾臺灣四分之一人口的病症。身為心臟內科的醫師，我也常遇到胸口灼熱疼痛的病患來求診，但在詳細檢查、排除心臟問題後，追根究底，始作俑者就是胃食道逆流惹的禍。這讓我們心臟科醫師對這個病多了一分認知與警覺。

這些年來，雖然藥物的開發（如氫離子幫浦阻斷劑）與內視鏡及相關檢測儀器的進步，在診斷與治療上對病患帶來相當助益，但有些胃食道逆流病患不是那麼簡單就能診治，尤其抑制胃酸無法改善者，就必須找出根本問題加以解決（如賁門太鬆或壓力大等），這不僅有賴專業醫師抽絲剝繭，還得要他願意為病患費心著想，才能找出最適合的解決方案。

或許就是抱持著這樣一個想要徹底解決病人困擾的初衷，多年前自臺北榮總完成胃腸科專科醫師訓練後的吳文傑醫師，一頭栽進了這個領域，並且不斷地鑽研與參訪，學習世界最新的知識與技術，再融合自己的創新與精進，成為國內胃食道逆流內視鏡手術的先驅。

能與吳文傑醫師共事是一個偶然的緣分。我在彰化所經營的員榮醫院，幾年前為了擴大服務而接手了員生醫院，最初規畫員榮醫院是以發展心臟血

管及急重症為主軸，多年來也確實搶救無數鄉親的生命，成為員榮醫院的一大特色。接手員生醫院時，我就把胃腸肝膽科看做醫院發展重點，延攬胃腸肝膽科專業技術精湛的郭武憲教授擔任院長，以凸顯發展重心。

不久之後，正有想要強化胃腸科團隊，禮聘優秀醫師的念頭時，經本院心臟科陳裕峰主任推薦，與吳文傑醫師結了緣，幾次見面，彼此談了許多對於胃腸科發展的方向與未來，可以算是一拍即合。我們共同認為，一切作為需「以病人為中心」，才能找到最適合的方法為病患量身訂「治」，尤其有許多問題需要跨科別整合治療，既然身為醫者，就得盡其所能結合資源。

站在醫院的立場，就是創造一個能夠充分發揮的舞臺，讓像吳文傑醫師般優秀又充滿理想的年輕醫師盡情揮灑，達到全方位治療以提升專業照護的品質。近 2 年來，確實看到吳文傑醫師挑戰自我、不斷精進、跨科整合、領先全國並與國際接軌的成果，在世界舞臺上嶄露頭角。

在專業技術，吳文傑醫師有著追求卓越的企圖心，在其他方面，他則保有一顆赤子之心與人道情懷的底蘊，尤其面對經濟弱勢的病患，積極與醫院共同尋求協助與照顧的方法。值得一提的是，吳文傑醫師家住臺北，卻願意奔波到彰化縣員林市的醫院，只為追尋讓患者獲得更好診療的理想，達成他一貫「沒有最好，只有更好」的自我要求與堅持，著實令人敬佩與感動。

我一直知道，吳文傑醫師即使如此忙碌，仍善用自媒體社群臉書等工具，不厭其煩地傳遞正確健康的資訊與病友網友分享，是一位用心極深的良醫。他的這本書想必又是患者與家屬的一大福音，讓我們一起分享吳文傑醫師竭盡心力為大家擘畫的知識饗宴，開啟一個全新的視野。

病患一致好評的醫師，
讓人想一覽究竟的好書。

潘懷宗（陽明醫學院藥理所教授）

認識吳文傑醫師是我在八大電視臺主持〈健康 No.1〉時候的事，節目規畫分成 4 個單元，其中有一個單元叫做「醫學突破與疾病」，目的就是要介紹最新的疾病治療技術，讓觀眾能藉此獲得更多醫療新知。

吳文傑醫師參與錄影的〈胃食道逆流不想再吃藥！新手術能根治火燒心〉還可以在 youtube 上搜尋到。當時，吳文傑醫師還是臺北市立聯合醫院仁愛院區的胃腸內科主治醫師，如今服務範圍已經擴大到中部地區，目前任職於彰化員生醫院，同時在臺北中山醫院也有門診。

時間回溯到 30 年前，臺灣胃食道逆流的人口約占 2%，而今日胃食道逆流的人口則是飆升至 25% 了，也就是說，每 4 個臺灣人裡，就有 1 位病號。由於胃食道逆流要真正根治，必須要配合生活習慣和飲食習慣的改變，偏偏現代社會很多人做不到，以致症狀反反覆覆，發作起來相當擾人。

除了內科用藥控制外，外科手術的治療逐漸為大家所熟悉，主要原因之一就是用藥控制不良的話，患者不需再長期用藥，甚至擔心副作用（但吳文傑醫師有說胃藥副作用極低）。後來，外科治療已經從原本傳統開腹治療進步到腹腔鏡治療，從原本的 30 公分以上的傷口，變成打幾個小洞的微創手術，但比起內科手術，外科動刀治療侵襲性與風險相對大。

胃食道逆流的內科手術治療是使用內視鏡來施作，對人體侵襲性更低，有許多不同的處理方式，包括 Endocinch（縫合／折疊）、ARMS（反流黏膜切除）、Enteryx（注射治療）和 Stretta（熱射頻治療）等，各種手術的優缺，書裡都有詳細介紹。不過，我特別要提的是，在熱射頻胃賁門緊縮術（Stretta）的領域，吳文傑醫師是全臺灣第 1 人。

　　我對這位勇於創新，認真學習的醫生特別地尊敬與佩服，他甚至願意自費出國學習，學成後回臺灣嘉惠病患，獲得一致好評。欣聞吳文傑醫師的新書即將出版，連我都迫不及待想要一覽全書。在此，鄭重把這本好書推薦給各位，也祝福吳文傑醫師行醫順利，杏林留芳。

聯合跨院跨科權威專家
首屈一指的代表作

侯明志（臺灣消化內視鏡學會前理事長）

　　胃食道逆流疾病普遍被認為是門診小病，卻也是最常見的問題，國內平均每 4 個人，就有 1 個胃食道逆流。然而，因為其症狀多元，病患常求診於各科，包括胃腸內科、家醫科、中醫科、耳鼻喉科、心臟科、胸腔內科或精神科。尤其是難治型的胃食道逆流患，若透過雲端病例，就可以知道他看了許多醫院許多科與許多醫師，做了一連串（甚至重複）的檢查，耗費許多無意義的醫療資源，在無止境的惡性循環中徘徊。

　　同時，又因為對於外科手術的無知而心生畏懼，拒絕進一步的手術治療，導致逆流性食道炎而產生了併發症，如食道狹窄與巴瑞特氏食道病變等。有患者更是擔心需要長期吃胃藥，會有副作用而不願意治療，任憑症狀惡化到無法收拾的地步才來就醫，真的很可惜。

　　這 2 年來，國內於胃食道逆流相關診斷儀器，逐漸普及並與世界同步接軌，內視鏡微創手術與腹腔鏡外科手術的技術，幾乎成為亞洲國家的佼佼者。我在 2019 年接任臺灣消化系內視鏡醫學會理事長後，也支持推動胃食道逆流最新相關診療的研討會與活動。對於引進國外好的醫療設備保持正面態度，期待藉由國內各家醫院的合作與努力，讓民眾能更加了解胃食道逆流的預防與治療。

吳文傑醫師過去在臺北榮民總醫院接受消化內科訓練時，就表現出研究的熱情與學習新知的渴望。還記得，我曾經與住院醫師分享「天氣冷似乎容易食道靜脈曲張出血，但若要做出研究來證實是相當困難的」，當時還是總醫師的文傑，因為認同這個看法而全心投入溫度與食道靜脈出血的研究。由我指導下整合健保資料庫大數據與我臨床患者資料完成了艱鉅的報告，還登上頗具聲望的國際期刊。

　　那種完成理想的決心與執行力，文傑也用在衛教的推廣上。很開心聽到他策畫出這本以胃食道逆流為出發點，整合自己專業與其他專科醫療人士的臨床經驗與分享，算是國內跨院跨科的經典著作了，同時代表即使是非胃腸內科的醫師，為解決胃食道逆流患者的需求而貢獻所長，實在是民眾福祉。當他邀我為這本書寫推薦序，我一口就答應，這本書將跟文傑一樣，在未來胃食道逆流相關領域，繼續為民服務，發光發熱。

以病患的觀點出發
跨科別做全方位的解析

盧俊良（臺灣胃腸神經與蠕動學會前理事長）

　　胃食道逆流疾病是臺灣地區胃腸科門診常見的問題，許多病患也被「胃酸倒流」「火燒心」「胸痛」「喉嚨卡卡」及「咳嗽」等胃食道逆流的典型或非典型症狀所困擾著。這些病患在經過正確診斷及治療後，多半能獲得良好控制，但很常是一旦停藥就復發。

　　此外，也有許多的病患是反覆做了許多次胃鏡檢查，明明被告知是「胃食道逆流」，卻遍訪群醫，試了各種藥物，甚至進行外科矯正手術，症狀仍然揮之不去，嚴重影響患者的生活品質，進而影響工作及學業，也耗用相當大量的醫療資源。

　　多數情況下，這類患者的病因往往不是單純的胃酸所引發，很可能是跟飲食習慣、胃食道內解剖構造變化、胃腸蠕動異常、感覺神經系統敏感、自主神經異常，或心理及大腦精神狀態不平衡等多重因素有所關聯。這時候，很需要臨床經驗豐富的專業醫師，仔細地幫助病人做進一步分析，判斷其他造成症狀的可能成因，並根據病因做更為精準的處置。

　　吳文傑醫師就是這樣的醫師。他在臺北榮民總醫院接受完整訓練後，全心投入胃食道逆流相關疾病的診斷及治療，如今出書了。這本書以病患的觀點出發，用淺顯的文字，輔以清楚易懂的插圖，聯合跨科別做全方位的解析，

以實證醫學為基礎，加上吳文傑醫師本人的實務經驗，用案例深入淺出來介紹胃食道逆流疾病的成因、診斷與各式治療方式。

　　這本書不僅可以讓長期為「胃食道逆流」所苦的患者，對自身的疾病能有進一步的了解，對從事相關照護的醫護同仁，也可透過這本書了解近年來有關胃食道逆流疾病，最新致病機轉的理論、診斷與治療觀念。本人非常高興吳文傑醫師在百忙之中，能夠完成這本鉅著，勢必嘉惠患者與提升醫護同仁的照護品質。

面對逆流抗戰時
最到位的觀念解析

曾屏輝（臺大醫學院教授）

　　近幾年來，臺灣社會的飲食文化愈來愈西化，舉目所見盡是速食店、吃到飽餐廳與觀光夜市，再加上工時長、工作壓力大，與鮮少運動的生活型態，使得胃食道逆流症的發生率節節攀升，幾乎已經成為胃腸科門診最常見的疾病之一了。

　　胃食道逆流症有多種不同的臨床表現，需要透過仔細的病史詢問，配合身體理學檢查，才能達到初步的臨床診斷，再配合進一步的診斷工具，方能確診及給予適當的治療。胃食道逆流症的表現不只有典型的胃酸逆流（溢赤酸）或胸口灼熱（火燒心）等，也可能以非典型的症狀來表現，如胸痛、長期咳嗽、喉嚨異物感及聲音沙啞等，這些症狀很容易使患者優先懷疑是心臟、呼吸道、肺部、耳鼻喉科等方面出現問題，往往拖到最後才輾轉被診斷出來是胃食道逆流症。

　　在臨床治療上，雖然質子幫浦抑制劑（即氫離子幫浦阻斷劑）抑制胃酸的作用強，藥效持續時間久，可以說是目前治療胃食道逆流症效果最好的藥物，卻也遇到愈來愈多患者對此藥物的反應不佳而失意沮喪（因為都用最好的藥了卻沒效）。因此，如何面對這個日益惱人的胃食道逆流症，一直是國內外專家學者重要的研究課題之一。

這幾年來，吳文傑醫師致力於胃食道逆流症的診斷與治療，不但積極參與國內外學會來吸收相關新知，更於繁忙的臨床工作中多次抽空前來臺大醫院，實際參觀與學習最先進的胃食道逆流診斷方法，精益求精的精神令人佩服。日前個人有機會前往彰化員生醫院參訪吳文傑醫師一手籌備創建的胃食道逆流中心，更能看見他實踐胃食道逆流全人照顧的理念。

這個近乎完美的胃食道逆流中心，重金配置了各種媲美醫學中心等級的診斷工具，如立體內視鏡、高解析度食道壓力檢查及多管腔食道內阻抗併酸鹼度檢測儀，吳文傑醫師所率領的堅強團隊，更能提供難治型患者各種內視鏡的治療與處置，再加上其他醫療科部的強力支援，真正達到提供胃食道逆流症患者診斷與治療一條龍服務的最高境界，獲得許多患者的肯定與信賴。

要說胃食道逆流症是現代人常見的文明病也不為過，肥胖、飲食及生活習慣不良等都有關係，因此，除了藥物治療，調整飲食與生活型態是最重要的第一步。吳文傑醫師深知衛教之重要性，不僅在網路與各種傳播媒體積極發表與分享相關的最新醫學新知，提高患者對此病症的了解，也加強了醫病之間的關係，提高彼此的信任感與配合度，更在南北奔波中，企畫這本跨科合作的作品，殊屬不易。

本書幾乎涵蓋了胃食道逆流症的各個重要層面，藉由吳文傑醫師生花妙筆將艱澀難懂的胃食道逆流症知識，用淺顯易懂的文字表達出來，我想，每一個讀過書的人都能對此複雜病症有基本認識，未來將在面對此病症的長期抗戰時，能具備正確的觀念，更願意與醫療團隊好好合作。衷心推薦這本書給大家，一起終結胃食道逆流。

你有創意嗎？
你有胃食道逆流嗎？

盧建彰（廣告導演、暢銷書作家）

　　我有幾位醫生朋友，這幾年常常在麻煩他們。有時候是為了家人，有時候是為了自己，有時候是為了朋友。吳文傑醫師可能是最近最常麻煩到的一位，因為我待的創意產業裡，很多朋友都有共同的狀況 ── 胃食道逆流。印象中，我就曾經在一個星期內，遇見 2 位創意總監、1 位創作型歌手、1 位影后，他們都告訴我說有胃食道逆流的問題，甚至晚上還會咳到無法睡眠的嚴重狀況。

　　還有另 1 位朋友，他久咳不癒，吃了好一陣子的藥了，影響工作極大。因為講沒 2 句就咳，在會議上、在面對大客戶時，只能一邊舉手說抱歉，一邊繼續咳著，整個開會節奏被打斷外，對方心裡可能還狐疑著「你咳得這麼厲害，在這密閉空間裡會不會傳染給我呀？」可想而知，對方一定無法仔細地用心地聽他提案內容了，那對整個團隊而言，花了許多時間準備的努力不是很大的傷害嗎？

　　這個朋友有次很苦惱地告訴我他的經驗。我說「嘿，我也有類似經驗，結果我並不是感冒或呼吸系統的問題，是胃食道逆流。你要不要也去看看胃腸呀？」後來，經過確診，他就是胃食道逆流。治療後，他繼續創意無限，大放異彩。

原來，我們都被某些廣告給誤導了（儘管我自己也是做廣告的），但是真的不是每一位胃食道逆流的患者都有食道胸口灼熱的症狀，許多人只有喉部不適、喉嚨卡卡、咳嗽而已，但我們卻從來沒有足夠知識，第一次就能找對科別，對症下藥。

　　因此，當我知道吳文傑醫師有這個出版計畫時，就非常期待，甚至不時地關心他的書寫進度，因為我知道有太多人需要這樣專業的知識分享。不開玩笑，我甚至覺得這會影響國力喔。

　　正如我剛說的，許多努力工作的人都有這困擾。要是那位創作型歌手少了這個干擾，不就有機會多寫一首好歌來鼓舞大家嗎。那位影后也有可能多做幾場精彩的演出，在無身體微恙的狀況下全力以赴，用深刻的演技感動更多人，安慰更多顆渴望被照料的心。

　　最重要的是，做為一位臺灣人，我們時時都要發揮創意，我們都是創意人，不該讓胃食道逆流局限住我們的創意展現。吳文傑醫師願意在南北奔波，照顧病人和自身家庭時，犧牲自己休息時間從事文字創作與分享，更是屬於創意人的慷慨大方，我們怎麼能不好好支持呢？

來自北中南醫界的肯定
（依來稿先後排序）

陳健麟（臺灣胃腸神經與蠕動學會理事長）

　　胃食道逆流症是現今文明病的主角，其成因頗多，生活壓力及日積月累的不良飲食習慣，更是加重逆流的因素之一。這本書鉅細靡遺卻深入淺出，提供全方位診斷及治療胃食道逆流症的新觀念。

　　書中的 5 大地雷吃法，確實列出現今社會，大家最容易忽略的飲食問題。閱讀本書，將有助於每個人了解胃食道逆流症等相關問題及自我照護。

許秉毅（中國醫藥大學安南分院副院長）

　　文傑是我在臺北醫學大學醫學系的優秀學弟，他在消化醫學領域學有專精，是國內少數執行「食道熱射頻燒灼術」治療胃食道逆流的專家。

　　行醫之餘，他也十分熱心於民眾的醫學教育，在許多醫療衛教節目上，常可見到他帥氣身影和幽默風趣的講解。很高興他的新書即將問世。這本書內容精彩實用，相信會對飽受胃食道逆流之苦的患者有極大的助益！

江坤俊（敏盛醫院副院長）

　　在路上隨便抓 100 個人來問「你身體有那邊不舒服嗎？」可能有快要一半的人會回答「我的胃不太好。」是的，在現今這個忙碌的社會，能好好慢慢

吃頓飯已經快要變成一種苛求了。因此，伴隨而生的就是胃食道逆流這個文明病。事實上，胃食道逆流的病因有很多種，門診有一些病人常在抱怨「為什麼已經有在吃醫生開的胃藥，胃食道逆流還是沒有好。」如果你也有這種困擾，也許可以從吳醫師這本書裡找到答案。

◆

錢政弘（基隆長庚胃腸科主任醫師）

　我身為胃腸科醫師，透過看診問診就能知道，胃食道逆流的確是許多人的困惱。不過，每個人逆流的病因不盡相同，治療方法也不會一樣，這本書提供的建議相當專業，卻是一本人人都看得懂的好書，我大力推薦給各位。

◆

魏智偉（童綜合醫院急診醫學部主任）

　在現代人工作忙碌、飲食習慣不良，讓胃食道逆流這個問題在大家的生活中不曾缺席，也因為有的突發症狀非常不舒服，成為了掛急診時常見的惱人主訴。在多變的症狀和漫長的治療下，相信讓不少病患與家屬傷透腦筋。

　還好，身為胃食道逆流終結者的吳文傑醫師，寫了這本淺顯易懂、圖文並茂的工具書，從預防到治療，讓大家能一目了然。就讓我們跟著吳文傑醫師，一起告別胃食道逆流吧！

張振榕（張振榕胃腸肝膽科診所院長）

　　胃食道逆流是現在最常見的門診疾病之一。身為胃腸科醫師的日常，就是正確的鑑別出真假逆流及處理千變萬化的胃食道逆流症狀。我在門診常遇到受慢性逆流症狀所苦，卻不懂得調整生活作息、飲食型態的患者。然而，短暫的門診時間，也讓我無法跟患者詳細地衛教。

　　很高興，吳醫師撰寫了這本關於胃食道逆流的小百科。他用深入淺出的文字及簡明的圖片，詳細介紹胃食道逆流的原因、症狀、治療跟飲食生活型態的調整方法。讓大家除了問醫生外，有一本好書可以隨時查閱參考。人助不如自助，如果您有胃食道逆流的問題，滿腹疑問卻沒人解答，我推薦您閱讀本書，相信本書可以給您滿意的答案。

◆

田知學（振興醫院臨床技能中心主任）

　　當胃食道逆流發生的時候，是提醒自己該正視身體狀態的時刻。除了先天構造上的異常或懷孕外，很多時候是因為生活、飲食等習慣。它可以無聲無息，也可以影響作息和心情，甚至大半夜因為胸痛、喘不過氣而從睡夢中驚醒，以為自己是不是心肌梗塞，衝到急診室。

　　吳醫師將多年專業與經驗化做淺顯易懂的文字，帶大家一同面對胃食道逆流、審視健康、生活飲食習慣與作息，並迎向更美好平衡的狀態。

◆

王文瑜（義大醫院消化內視鏡科主任）

　　胃食道逆流經常有多樣化的表現，甚至某些症狀和腫瘤相當雷同，許多民眾因此焦慮、恐慌，「到底是不是癌？」「到底會不會變癌？」「到底會不會好？」甚至求助無門。

　　吳文傑醫師是我認識多年的好友，是長期一起對抗食道疾病的夥伴，過去也經常一同參加國內外大小會議，甚至遠赴蒙古推行食道疾病的防治。從頻繁的相處中發現，文傑平時就幽默風趣、文筆流暢，對於患者日常生活的飲食、作息及其相關困擾症狀，都有切身的觀察及研究，加上近年來對於胃食道逆流的診斷及治療，下了相當大的工夫，不論是在經驗或技術都相當成熟。

　　相信他在百忙之中策畫的這本書，將能解答許多人心中的疑惑，嘉惠長年因病症所苦的患者，達成終結胃食道逆流的終極目標。

繼續許你一個
健康好「胃」來

吳文傑（國內第一家胃食道逆流診治中心創辦人）

　　我是真正去鑽研胃食道逆流症狀的精確診治後，才發現這個病症相當複雜的，根本不能歸納為小病、小症。尤其是難治型胃食道逆流，更需要多專科團隊一起治療才行。

　　同時，在這本【順流增修版】中，還提供了更多特殊且經典的案例，以及自己的生活感文，期許能夠繼續陪大家一起終結胃食道逆流

◆

▋一度的診治困境，同為患者困境

　　回想過去的受訓過程中，胃食道逆流一直都被認為是門診小病，我也一度以為 1 天 1 粒（氫離子幫浦阻斷劑）就能解救蒼生，頂多就是外科開刀（胃底折疊術），沒有其他方法了。

　　而無線食道酸鹼膠囊、熱射頻胃賁門緊縮術等國外盛行已久的手術方式，臺灣卻始終等不到；至於食道壓力檢查、24 小時酸鹼導管等精準性高的檢查儀器也因為健保給付不敷成本，只有極少數醫學中心才有設置，這是過去國內胃食道逆流診治的困境。

▋不願妥協現況的突破與醫療使命

　　然而，我是一個天生不喜歡妥協現況的人，尤其是在面臨醫療的時候。

2014 年，前往日本東京癌病中心進修癌症內視鏡手術與超音波技術，並於 2015 年完成了市聯第一例小腸鏡手術及熱射頻食道燒灼術，以治療巴瑞特氏食道病變。2017 年 10 月，更執行了國內第一例熱射頻胃賁門緊縮術（Stretta procedure）。訊息透過媒體報導傳播開來，一瞬間，所有胃食道逆流的疑難雜症都被我碰上了。

有的是天天站著才能睡覺，有的墊了 4 塊磚頭在床頭、腳還要加墊三角枕才能入睡，還有吃什麼就原封不動逆流吐出的厭世男子……聽著他們說著過往因為逆流而承受的痛苦與煎熬，我油然而生「一定要好好把這些患者治療好」的決心。結果就這樣一路走來，投身於難治的胃食道逆流診療領域。

當然，身邊這些醫院與團隊的支持，以及患者們的打氣與鼓勵，讓我更有信心自己辦得到。那時，我想的是，只要能把這種病看好，就可以幫助不少人，醫師生涯自然就圓滿了。

對胃食道逆流跨科診治的堅持

2018 年 3 月，進入員生醫院後開始籌備國內第一家胃食道逆流診治中心。一切從無到有，團隊與設備也是慢慢累積。

2018 年 7 月，到美國加州消化疾病中心（H.H. Chao Comprehensive Digestive Disease Center）去做典範學習 1 個月。2018 年 9 月，引進國內第一臺與美國芝加哥指引同步的食道壓力檢查設備，以便讓患者得到更精確的診斷。

2018 年 10 月，國內第一家胃食道逆流診治中心終於落成了，不僅設有 24 小時酸鹼阻抗導管，也引進 96 小時無線食道酸鹼膠囊。這個中

心終極目標是要終結胃食道逆流，逆轉患者人生（有太多患者因為這個病無法好好過日子了）。我們不僅提供患者最新醫療設備與精進技術，同時把推廣國內優異的醫療設備到世界各地視為己任。

2019 年 9 月，秉持「沒有最好，只有更好」的態度，在臺北市中山醫院成立膠囊內視鏡中心，希望給予每位患者高品質的服務。

此外，即使來到彰化員林工作，南北通勤，時間壓縮，我仍然嘗試利用門診空檔，以胃食道逆流患者的需求為出發點，透過訪問或對談的方式，蒐集各科專家的臨床意見與衛教，錄製〈胃食道逆流專輯〉系列短片，和患者互動，獲得回饋非常大。有的影片高達１４萬以上的瀏覽人次，還被廣泛地分享與轉載出去。

這是莫大的鼓勵與動力！許多人或許因為看了這些視頻，改變飲食習慣或生活模式，症狀獲得大大改善。這讓我知道，這條路這樣走是對的，無論好走、難走，都要堅持下去。

▊ 用患者願意聽的方式來衛教

門診一天幫到 50 個患者就是極限了。我就想，如果一樣時間能幫助更多人該有多好。因此，2017 年 7 月開始，成立〈吳文傑醫師的健康筆記〉臉書粉絲團與部落格，將健康衛教與相關案例記錄下來，普及出去。就常有素未謀面的初診患者告訴我，早是我的「網路患者」了。除了感謝之外，也是要告訴我採用我的建議後，症狀真的改善很多。可見得醫護的初衷就是這麼單純，患者的病好了，我們就開心了。

後來，更在臉書成立關於胃腸道健康、胃食道逆流的不公開社團，讓

患者或家屬之間能在一個保有隱私的平臺互相交流。經由許多過來人分享經驗，給予支持，讓大家覺得不孤單，因為有人懂你、在乎你。

此外，還有 1 年多的時間參加了〈醫師好辣〉、〈健康好生活〉、〈聚焦 2.0〉、〈健康 2.0〉等健康節目，利用跨科別的醫師分享案例與診療經驗，這種多專科思考疾病的模式深植我心。對我而言，這是一個很棒的學習機會，學習暫時脫離專業，從不同面向去思考一個疾病或一個症狀，也在學習用什麼方法來衛教，才能讓患者及家屬更能夠聽進去，進而願意去做。

▌結合出版專業，協助更多人克服胃食道逆流

這也促成了我想把這些對患者有幫助的資訊或知識寫成一本書的想法。但直到 2018 年 4 月，城邦原水文化出版社的邀稿，才讓我再度認真思考寫書這件事。不過，過程可不好受。

寫稿真的會寫到懷疑人生，連睡覺都會做惡夢。夢到書要出了卻缺東缺西、被催稿，嚇到一身冷汗驚醒（編輯可能也是連做夢都在追稿吧），一直到看到設計好的封面，才突然覺得這段時間的努力都值得了。

▌跨科會診，終結胃食道逆流

這本書由我著手策畫，並提供每一位胃食道逆流患者都該知道的事，不僅有日常「護胃原則」、診間外的生活處方，亦有許多臨床案例與患者可行的治療選項與建議方式。此外，特別聯合內外科、中西醫與職能治療師、營養師的超級抗逆流團隊提供全面資訊。

胸腔外科李佳穎醫師從外科角度剖析開刀治療這件事，難治型非典型症狀則邀請到耳鼻喉科專家陳亮宇醫師做精闢分享。針對常見的假逆流情

形，有心臟科陳裕峰醫師與身心科何鎧任醫師來說分明。

我知道，很多患者想要用中藥或針灸治療，兩位男神女神等級的中醫師謝岳峰醫師與林親怡醫師，將提供從體質去保養的方法。不喜歡吃藥的患者，一定要看復健科蘇俊郎主任與陳淵琪職能治療師的建議，就能知道如何藉由日常復健動作去緩解我們的症狀，或者不妨參考許瓊月營養師的提案，挑對東西吃就能有效抗逆流。當然，關於胃食道逆流高危險群之一的孕婦，最擔心的用藥安全，有婦產科的大仁哥陳保仁醫師以自己太座的例子來破解疑慮。

總之，胃食道逆流不是小病小症，全方面的了解是必要的。當你或你的家屬被醫師告知有胃食道逆流時，除了要聽從醫囑，定期追蹤治療外，就翻開這本書吧，將會得到比 1 天 1 顆制酸劑更持久的緩解與安慰。只要願意，終結胃食道逆流絕不是問題。

▌11 篇特殊、經典案例，增修版更精采

話說回來，不知不覺本書已經三歲了，很感謝出版社願意出增修版給讀者更新的資訊。於是，我們希望讓這本書再多一些人與人的情感互動。因為這些年來治療難治型胃食道逆流症當中發現：有時病的不只是患者的身體，而是他們的心理。

無論是長期逆流導致心情低落，或是因身心疾病而誘發像逆流的求救訊號，都很重要，病人的心思和生活也是我臨床很重要的治療線索。因此，我分享了來自餓鬼道的地獄火，述說一位 36 公斤無法吃喝的女患者如何熬過來，經治療後現在已經 52 公斤的健康狀態，讓我學到生命是如何堅強有韌性，醫師該如何陪伴以及幫助病人。

另外，這三年我也陸續在網路上分享腸胃科常見的問題與意見，在這增修版中也加入我精心挑選最實用的主題做補充，包括胃部腸化生、打嗝、便祕、胃心症候群、肥胖引起的腸胃病、胃的癌前警訊、咽喉逆流、食道無力、巴瑞特食道病變手術，以及一個吃生魚片導致腸胃有寄生蟲的驚悚案例等共 11 個新主題。

當中最特別的是胃癌前病變，以及食道的癌前病變這兩個問題。患者通常都非常恐慌甚至失眠，所以我特別解答就是希望讀者能對疾病有更多的認識，才可以安心接受追蹤或是治療，遠離無知所帶來的恐懼以及害怕；而其他主題則是希望大家可以更認識一些假逆流，特別是胃心症候群，藉由同時治療胃食道逆流而幫助心律不整，以獲得更好的療效。

▌ 3 個短篇生活感文，一起生活感動

最後，在這幾年中，我也晉升為四寶爸了，四千金的甜蜜負擔確實讓我在人生的步調做了很重要的調整。

這兩年我開始多陪陪爸媽、孩子和老婆。因為對他們而言，我是唯一，我也從一個孩子口中不及格的醫師爸爸進步成兩百分的資優生老爸，當中有許多體悟也寫了下來，分享在這一次的【順流增修版】中。

我最大的體悟就是，除了照顧好患者之外，還要能將自己跟家人也都能照顧好的，才是真正的好醫師。願大家翻開這本書，看到的不只是如何終結胃食道逆流的秘訣，也能看到一個邁入中年的小醫師如何在醫病故事中，學習如何有更好的人生態度。

希望大家跟我一起「順流增修新人生」。

關於胃的健康，不要怕知道太多！

▶ 胃食道逆流 15 部衛教特輯搶先看

1. 逆流的中醫療法

搭配閱讀 P.40-49

2. 中西醫合作，終結逆流不是夢

搭配閱讀 P.56-65

3. 物理治療也能改善逆流症狀！

搭配閱讀 P.78-89

4. 胃食道逆流也需要復健！

搭配閱讀 P.90-91

5. 失眠與夜間逆流的關係

搭配閱讀 P.108-113

6. 小心頸部腫塊被誤診

搭配閱讀 P.128-137

7. 一顆膠囊抓出逆流的凶手

搭配閱讀 P.161-163

8. 食道機能檢測這樣做

搭配閱讀 P.166

9. 會發脹的神奇胃藥

搭配閱讀 P.191-193

10. 用小蘇打粉製作洗鼻液

搭配閱讀 P.224-225

11. 喉嚨卡卡時的漱口水

搭配閱讀 P.224-225

12. 善用枕頭，就能一覺到天亮！

搭配閱讀 P.224-225

13. 巴瑞特氏食道的微創治療

搭配閱讀 P.246-247

14. 這樣吃，逆流不再找上門

搭配閱讀 P.263-265

15. 胃食道逆流手術懶人包

搭配閱讀 P.272-273

【知己知彼 百戰百勝】

要顧好胃，
先認識胃

每個人都要知道的
胃部基本常識

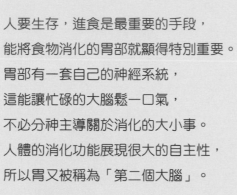

人要生存，進食是最重要的手段，
能將食物消化的胃部就顯得特別重要。
胃部有一套自己的神經系統，
這能讓忙碌的大腦鬆一口氣，
不必分神主導關於消化的大小事。
人體的消化功能展現很大的自主性，
所以胃又被稱為「第二個大腦」。

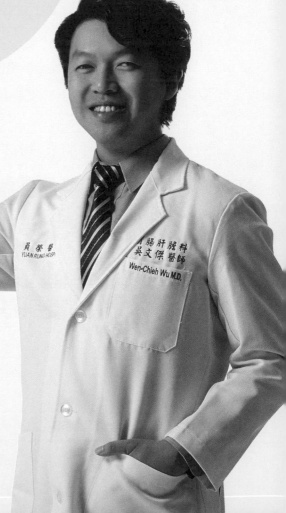

1-1

胃是人類的第 2 個大腦

「最近心情鬱卒，都吃不下飯！」應該很多人有過這種經驗，明明是情緒上的問題，卻連帶影響食欲或消化吸收狀況。這是因為人的胃腸道不僅有自主神經系統分布，也和免疫系統與內分泌系統關係密切。

 與大腦平起平坐的自主神經系統

由於大腦要做的事情太多，但是消化食物又是人體極為重要的工作，因此人類演化過程中，胃部演化出俗稱「第二腦」的自主神經系統，範圍包含食道、胃部、小腸、大腸與其他消化器官的神經與脈絡，其神經細胞數量估計最少超過一億個，甚至比脊髓神經的數量還多。

人類胃腸道自主神經系統由交感神經及副交感神經主導，主要能夠偵測胃腸道的活動與消化、吸收的過程，同時，還能根據情況的不同，自主對胃酸（或消化液）的分泌進行調整，並調控消化或吸收的速度，與腸道蠕動的模式。以上動作都不需要經過大腦思考，就可以直接做出控制與反應，這也是為什麼人無法透過思考來左右胃腸蠕動次數、速度或胃酸分泌量，胃會自己決定什麼時候該做什麼事。

在訊息的傳送方面，因為自主性和訊號負荷量的關係，所以往往是「第二腦」向大腦提供胃腸道相關訊息比較多，大腦向第二腦下指令的情形很少見。簡單來說，就是大腦會聽第二腦的話，第二腦則不見得受大腦意志所操控。由於自主神經系統的存在，讓胃腸道能夠第一時間做出最佳反應，以進行事關生存的消化與吸收功能。

例如，在運動中或面臨各種壓力與挑戰時，交感神經會活化，腎上腺素跟著上升，讓身體處於備戰狀態，這時，副交感神經就會弱化，讓胃腸道停止工作，要是勉強進食就會造成不舒服。相反的，當心情好、身體放鬆時，胃腸就會變得消化吸收功能特好，胃口也會大開，所謂「心寬體胖」就是最佳詮釋。

胃好，人不老：胃腸道的免疫力

免疫力就是免除疫病的能力，也是一個人維持健康和驅除外來異物的能力，又稱為「抵抗力」。胃腸消化道系統是人體免疫系統中很重要的一環，尤其與所謂的「營養免疫」相互合作，對人體的健康狀態具有相當關鍵的作用。<u>胃腸道可以說是人體最大的免疫系統，其所抵抗的外來病毒與細菌，比皮膚還要多。</u>

胃腸道免疫系統主要是由各種黏膜和淋巴組織所組成的「黏膜免疫系統」，並與呼吸道、乳腺、淚腺、唾液腺、泌尿道與生殖道等黏膜，共同組成人體免疫系統。同時，消化系統擁有豐富的免疫組織，高達 7 成的免疫細胞及抗體集結於胃腸道，因此為重要的免疫器官之一。胃腸道所引發的免疫反應，可能同步引起體內其他免疫系統發生作用，進而發揮巨大的聯合免疫作用，共同抵抗外來的侵犯與攻擊。

除此之外，胃還會分泌胃酸。胃酸的成分其實就是鹽酸，其酸鹼度約在 pH 值 1 ～ 3 之間，屬於酸度非常高的物質。胃酸不只是進行消化吸收作用的大功臣，也可以有效殺死外來（被吃進肚子裡）的致病原。正常狀態下，1 個人 1 天平均的胃酸分泌量可以高達到 2 ～ 3 公升之多，是胃腸道極為重要的免疫關卡。

　　當一個人發生萎縮性胃炎（可能會造成胃分泌腺萎縮現象）或常吃制酸劑而導致胃酸分泌不足，在吃到不乾淨、被汙染的食物時，就會比一般胃酸正常分泌的人，更容易拉肚子或罹患胃腸炎。

　　免疫系統跟人一樣，不好好吃東西就會沒體力、生病，自然無法維持正常運作。抵抗力一旦下降，就可能造成疾病，甚至死亡。營養免疫就是人維持抵抗力的法寶。擁有完備的營養免疫，才能促進胃腸道免疫力提升。這就是為什麼好好吃東西、攝取足夠營養素的人，總是比較健康，成天把垃圾食物當正餐的人，往往是疾病的候選人。

消化系統的運作和情緒有密切關係

　　生理是真的會影響心理的。當一個人常處於高壓、過勞、緊張、焦慮、抑鬱、負面想法時，都會影響自律神經的功能，進而導致食欲不佳、胃腸不適與消化吸收不良等現象，甚至衍生相關疾病。若沒有及時且正確的給予協助，很可能變成惡性循環。

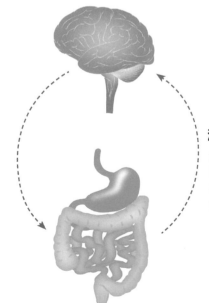

情緒不佳影響消化
便祕、腹瀉、消化或吸收不良、食慾不佳、暴食、體重減輕

消化不良影響情緒
睡眠障礙、焦慮、緊張、思考負面、暴食、易怒、心情低落、杞人憂天

生心理互相影響的關鍵之一，在於血清素的分泌。研究顯示，人體內的血清素約 9 成是由胃腸道分泌，另外 1 成則是在大腦裡分泌的。血清素除了能夠促進胃腸道的正常蠕動之外，還和情緒、睡眠、食欲、學習和記憶有關。適量的血清素能安定精神，讓人感到放鬆。

舉例來說，當血液中的血清素濃度太低的話，人通常就會感到心情低落、意志消沉、開心不起來，因而容易出現負面想法，甚至引起精神疾病，若能及時服用增強血清素活動的抗憂鬱藥物，就能讓心情變安穩，胃腸道也不會感到不舒服了。

事實上，抗憂鬱的藥物目的就是促進血清素正常分泌，以提高血液中的血清素濃度，其作用並非只在大腦。這也是為什麼在治療自閉症、躁鬱症、強迫症、精神分裂症等精神疾患或腸躁症時，要兼顧維持胃腸道與情緒上的健康，只有這樣才能提升治療效果。

🔵 胃（消化系統）是後天之本

人類來到這個世界時，由基因設定好而帶來的各種身體（生理）特徵、優勢或劣勢，無論是性別、單眼皮或雙眼皮等，都是在卵子與精子結合時就已經注定好了。這些來自於自己的父母遺傳、沒辦法選擇的體質或特性，就屬於「先天」條件。雖然天生下來就注定的事項很多，但受「後天」影響而改變的選項也不少。

就傳統中醫醫學的觀點，向來重視脾胃的保養保健，勝過全身上下其他的組織與器官，並把胃脾視為「後天之本」，認為它是強身健體、治療疾病的關鍵環節。其實，中醫中提到的胃脾概念，跟現代醫學中的胃是一樣的，而現代醫學同樣重視胃部保健。

生長發育、維持機能運作等，都需要動用胃腸道的功能，透過消化和吸收將進入體內的食物，轉化為營養物質。連五臟六腑的運作也靠消化系統的運作才行得通。也就是說，胃的好壞對人有著非常大的影響。許多研究顯示，胃的好壞跟吃、睡、情緒都息息相關。因此，才說「胃為後天之本」，這可是一個人生存、成長的最基本條件。

先天不足的，透過後天調養手段，補足缺陷，還是能達到健康的目標。反之，自恃先天條件好，不重視後天保養和維持，身體狀況依然會走下坡。胃就是後天保養的關鍵。無怪乎不只現代醫學強調，中醫也會如此重視了。套一句中醫說的「胃脈一絕，人體大限將至」，就是說一個人要是連吃飯、吃藥的能力都失去了，就無藥可救了。

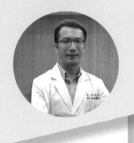

現職
· 天一堂中醫診
　所院長
· 桃園安媞產後
　護理之家特聘
　醫師

專長
[內科] 胃食道
逆流、胃腸機
能障礙、睡眠
障礙、皮膚調
理、自律神經
失調
[婦科] 孕前產
後調理、不孕
症、更年期綜
合症、痛經、
月經不調
[美顏抗衰老]
F.A.C.E 美顏針

多管齊下的
中醫療法

　　「胃食道逆流」是現代醫學名詞，古書上沒有這個病名，但不代表古代沒有這個疾病，與胃食道逆流相類似的中醫病名有「心痛」「胸痺」「吞酸」「噎膈」「反胃」等，其實就是胃食道逆流時會有的症狀。

　　中醫角度的胃食道逆流，是由胃脾經脈向外延伸。所謂的「脾胃」就是指整個消化系統。當病患上門求診時，除了會依表現症狀去治療，也會考量患者的體質與病因，搭配穴道保健、食療、藥療。

　　無論如何，治療效果都不是一蹴可幾，依每個人情況不同（如病程、病因等）通常治療期間至少需要 3 個月左右。這段期間務必與醫師相互配合，不要自行亂服成藥、草藥等，以免病情變本加厲。

中醫的胃食道逆流是很多種病

案例

　　有一位 36 歲的女性上班族，平時工作繁忙，無法按時吃飯，每次吃飯速度都很快，工作之餘，最喜歡吃甜食和炸物來撫慰心靈。半年前，自覺胃容易脹氣，偶爾灼熱感、喉嚨卡卡、胸悶，而且壓力愈大，症狀愈加重。透過胃鏡檢查，器官正常，但有胃食道逆流，服藥治療後仍反覆發作，沒吃藥就復發，因而求助中醫門診。中醫門診除了給予中藥與針灸做症狀跟體質調整外，亦請她配合養成正確生活習慣與進行平時的保養保健，治療 3 個月後症狀改善許多。

　　胃食道逆流是現代醫學名詞，古書上沒有這個病名。中醫病名多是先根據症狀命定，再利用症狀去區分體質差異，接著才有一系列中醫治療方法。與胃食道逆流相類似的中醫病名有「心痛」「胸痺」「吞酸」「噎膈」「反胃」等。在東漢〈傷寒雜病論〉記載中，有上腹脹、胸中窒、胸痺、心痛等類似胃食道逆流症狀的描述，及相對應的一系列治療藥物。明代〈醫林繩墨〉描述得更傳神，寫到「吞酸者，胃口酸水攻激於上，以致咽嗌之間，不及吐出而咽下，酸味刺心，有若吞酸之狀也。」

　　不可否認的是，目前在中醫門診上，是經常碰到胃食道逆流患者的。這些病患不選擇至西醫的肝膽胃腸內科等相關科別，而來到中醫尋求協助，很可能的因素有以下 3 種。一是單純想透過中醫方式來治療，二是對西藥過敏，三是已長時間服用西藥，卻沒能達到預期的治療效果。

從人體經脈來思考不同的症狀

　　中醫思考胃食道逆流的角度，是從人體經脈生理聯繫圖延伸出去的。中醫說的「脾胃」就是指整個消化系統，脾與胃是相互聯繫的，食物透過胃吸收消化，再透過脾運輸到每個需要的地方，因此中醫很注重「健脾胃」。胃食道逆流的症狀與脾胃經脈息息相關，以下將從 3 個與胃脾聯繫的生理構造，來解析胃食道逆流的不同症狀。

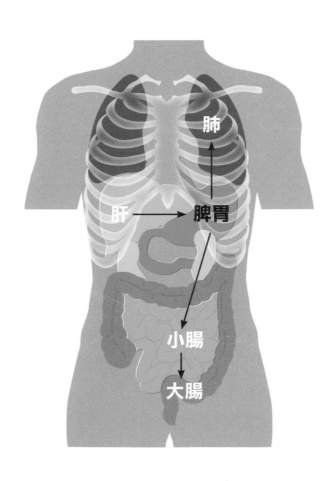

■ 脾胃→小腸→大腸

若為「脾胃→小腸→大腸」的運行不順，多半是因為胃腸蠕動差、排空效率慢，造成腹壓升高，導致胃酸或食物逆流與便祕。常見族群可以依病史與飲食偏好分為以下 3 種類型：

1 **溼熱中阻型。**若屬於溼熱中阻型的患者，通常喜歡吃重口味、油膩、烤炸、辛辣刺激、肥甘厚味的食物或常喝烈酒。常見症狀包括灼熱感重、泛酸、口臭、口乾、口苦、嘔吐、矢氣（放屁）臭。

2 **食滯型。**常吃吃到飽餐廳，或飲食無法節制，喜歡大魚大肉、暴飲暴食的人，通常始於食滯型族群。常見症狀包括胃脹滿重、打嗝、噁逆，而且通常嘔吐後，不適感會有明顯改善。

3 **胃寒型。**一般來說，常喝冰水冰飲，或常吃寒性瓜果（如西瓜、楊桃、香蕉、火龍果、山竹等），或常吃生菜沙拉等，最容易是胃寒型族群。常見症狀包括服用生冷之品胃痛加重、手腳冰冷、易疲倦、怕冷，多半透過熱飲或熱敷可改善胃腸不適。

■ 肝→脾胃

若為「肝→脾胃」的運行不順，多半是精神狀態不佳所導致。常見原因包括長期工作壓力大、三餐不定時，而使情緒上抑鬱或易怒、睡眠品質不佳。常見症狀包括因情緒波動而泛酸、打嗝加重、胃脹、無胃口、兩側脅肋（側腹）不適，女性甚至影響月經周期或月經量。

■ 脾胃→肺

若為「脾胃→肺」的運行不順，通常是指出現呼吸系統的症狀，屬於西醫說的胃食道逆流的非典型症狀。像是慢性咳嗽、長期的喉嚨異物感，而且透過常規治療（如藥物治療）通常效果有限，以致不斷復發，反覆出現胸悶、喉嚨異物感、喉嚨痛等症狀，還可能引起慢性咳嗽，而且在晚上睡覺躺平時，咳得狀況更嚴重。

有助改善胃食道逆流的 5 大穴位

人體的穴道多半位在人體經絡上，適當的刺激可以增加對應組織或器官的活性，平衡或改善臟腑的機能。除了可以透過中醫師針灸，自己在家也可以簡單按壓。

■ 內關穴：改善火燒心、胸悶、心悸

位置

腕橫紋上兩寸。內關穴位於左右手的手腕內側，約距離腕橫紋（手掌與小手臂交界處）3 隻手指頭（食指、中指、無名指）的距離，手腕內兩條筋之間的位置即為內關穴。

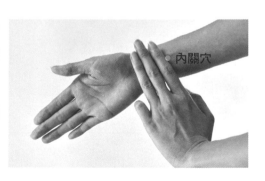

內關穴

主治

依前人背記 10 大特效穴的〈十總穴〉歌謠「內關心胸胃」，即按壓心包經上的內關穴可以對胃氣上衝的胸悶、心悸、咳嗽，與胃食道逆流上衝的「火燒心」症狀有改善的效果。

■ 足三里穴：改善胃脹氣、排便不順、蠕動差

位置

外膝眼下三寸，脛骨脊旁開一寸。採坐姿後，雙腳踩踏地面、膝蓋彎曲成 90 度。找到膝關節外側凹陷處（外膝眼），此處直下 4 橫指即是足三里穴。

主治

足三里為胃的保健要穴，對強化、保健脾胃非常有效，能緩解胃食道逆流伴隨的胃脹氣，也改善胃蠕動功能不佳與排便不順的困擾。除此之外，足三里也被稱為「長壽穴」，古時便有「灸足三里得長壽」的養生祕訣。

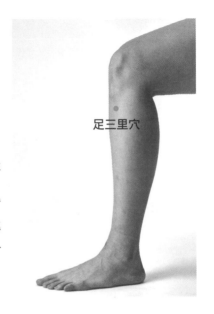
足三里穴

■ 中脘穴：改善打嗝、食欲不振、噁心感

位置

腹部，前正中線上，胸骨體下端和肚臍連線，距離肚臍四寸位置。躺平或站直時，胸骨體最下端跟肚臍連線的中間點，即中脘穴。

主治

治療胃病的主要穴道之一，對於胃脹氣、呃逆（打嗝）、食欲不振、胃炎、胃潰瘍等，皆有保養或改善的效果。除了直接按壓外，亦可以中脘穴為中心，在穴位周圍熱敷與按摩，有助改善消化不良。

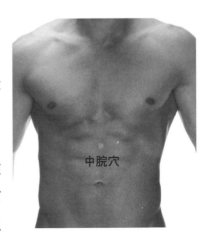
中脘穴

■ 太衝穴：因情緒波動造成的逆流症狀

位置

腳背上，第一趾骨跟第二趾骨接合處，其上方
一寸半位置。在腳拇趾與腳食趾指縫交界點，
往上 2 橫指（食指跟中指）處，即是太衝穴。

主治

按壓太衝穴具有緩解心情焦慮、緊張、煩躁鬱
悶與失眠的功用。適合因工作壓力大及受情緒
波動所造成的胃食道逆流症狀，如泛酸、胃
痛、火燒心、胸悶等。

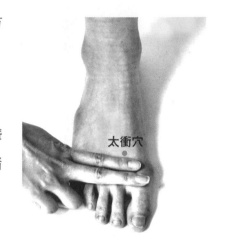
太衝穴

■ 耳穴：胃食道逆流要多按耳朵中間部位

　　耳朵上的穴位很多，大約占人體總穴位的 1 ／ 3。耳朵上半部區域對應
的穴位以人的足部與下腹部以下為主，中間區域則以人體軀幹與消化系統
的對應穴道為主，下半部多為頭頸部的對應穴道，耳朵可以說是全身的縮
影。不妨稍微發揮一點想像力，觀察一下耳朵的形狀，是不是就像是一個
還在媽媽肚子裡的胎兒，頭部朝下、臀部朝上地倒立著。

　　身體各部位或器官的對應穴位，幾乎都可以在耳朵上找到。通常來到
中醫診所，中醫師會利用耳珠或針刺來做治療。不過，即使沒來到診間，
平時多多按壓、按摩整個耳朵，不需要刻意辨認穴位精準位置，也可以做
為日常的保養與保健。若為胃食道逆流的患者，建議可以多多按壓與按摩
耳朵的中間部分，該區有胃、腸、賁門與食道的對應穴位。

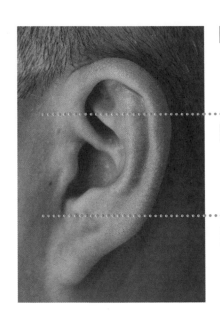

耳朵上半（足部與下腹對應穴道為主）

腳足部疲勞、關節疼痛、血液循環、生理痛、月經失調、下腹痛、痔瘡、頻尿、漏尿

耳朵中間（軀幹與消化系統對應穴道為主）

胃痛、便祕、胃脹氣、氣喘、壓力、失眠、荷爾蒙失調、關節痛、情緒不佳、畏寒、消化系統

耳朵下半（頭頸部的對應穴道為主）

臉部水腫、眼睛疲勞與視力問題、耳鳴、掉髮、肩頸僵硬或痠痛、頭痛、頭暈、倦怠感

改善胃食道逆流的食療與藥療

　　針對胃食道逆流的治療，中醫師也會視情況開立藥方，來抑制胃酸、消除脹氣等不適症狀。不過，還是會希望患者配合日常食療與改善生活習慣，多管齊下，才能盡早達成理想中的效果。

■ 中藥

　　選擇以中醫來治療胃食道逆流的患者，首先需要找到合格中醫師做診斷與治療，問診時，務必詳實告知醫師病史與用藥史（包含西藥、健康食品、保健品等）。當下若有服用西醫相關胃食道逆流的藥物時，中醫師會去檢視屬於「治療什麼症狀」的藥物，並在開藥時做療效的選擇與劑量的參考，避免重複用藥的問題。

在中藥上，有相似於西醫制酸劑的藥物，如海螵蛸、貝母等。至於，修復胃粘膜作用的中藥，則有白芨、石斛等。若是要增加胃的蠕動力、消脹氣的藥物，則可以選擇厚朴、枳實等。在方劑上，依個人體質常用梔子豉湯、半夏瀉心湯、半夏厚朴湯、加味逍遙散、香砂六君子湯、烏貝散等。

中醫師最主要還是會依照胃食道逆流的發作原因，與體質上的差異來斟酌治療方式。目前在胃食道逆流的用藥資料上，雖然沒有明確中西藥交互作用的直接證據，但若是中醫與西醫同時治療，且中藥合併使用西藥時，仍會建議中藥西藥的使用時間，至少間隔 1 ～ 2 小時。

■ 食療

臨床上，患者最常問我「胃食道逆流平常要吃什麼才會好？」這時候，我都會反問他「平常最愛吃什麼食物？」「有沒有固定時間在吃？」「吃了什麼東西之後，胃食道逆流最容易發作？」往往在知道答案後，就可以找出一些誘發胃食道逆流發生的原因。

這是因為每個患者的狀況與胃食道逆流發生的原因都不相同，需要幫他們量身定做飲食衛教與注意事項。如果不去了解原因在哪裡（本），只是一股腦兒的盲目治療症狀（標），這個疾病永遠不會改善。胃食道逆流患者不僅要按時進食、吃飽後不要馬上運動或平躺睡覺，以下幾種食物一定要少吃，如甜食（蛋糕、甜點等）、刺激性食物（如麻辣鍋、薑母鴨、泡菜、酒類、咖啡）、酸性食物（如酸菜、檸檬汁、金桔茶、果醋等）。

在吃東西的方面，最好是跟著季節走，食用當令當季的蔬果，均衡飲食。規律、適度且緩和的運動是必要的。若是過度肥胖的患者，需要適時減重，避免腹壓過大，壓迫胃部加重胃食道逆流症狀。想要讓治療更順利，最重要的還是需保持心情放鬆與愉悅。

掃描看更多！
逆流的
中醫療法

胃的構造與功能

胃的位置因人而異,矮胖體型位置較高,高瘦體型位置較低,大概在腹部左上方,屬消化道一部分。上接食道,下連十二指腸。胃的彈性很大,吃飽後站立,胃可能降到肚臍高度,空腹時,則縮小如管狀。

 ## 伸縮自如的超級彈性構造

胃的位置位於人體的腹腔左上方,不過,會因為體型不同而有所變化,體型矮胖者通常胃的位置較高,體型高瘦者通常胃的位置較低。至於,胃的形狀和容量不只受體型影響,也會隨著內容物的多寡而有不同,吃到很撐很飽的時候,胃可能是餓著肚子時的好幾倍大。

一般成年人在完全空腹時,胃部大小大概只有 1 個拳頭左右,但中等程度的飽足感下,胃的容量會擴大到 3 ～ 5 個拳頭大。當然,可以吃進更多食物的話,容量還會往上增加,像是去吃吃到飽自助餐或屬於大胃王等級的人,可能吃一餐就能把胃撐大到超過 10 個拳頭大。不過,這樣經常性撐著肚皮,長期下來很可能導致胃變形或其他疾病。

胃屬於人體的消化器官之一。人把東西吃下肚之後,食物先在口腔被磨碎,接著就會通過食道,從賁門進入胃部。已經被磨碎的食物透過胃部的消化作用,會變成粥狀(食糜狀態),並以微量多次的方式,自幽門推送到十二指腸。胃主要分成 4 個部分,包括賁門、胃底部、胃體部(即胃中部與胃下部)和幽門。胃有前壁和後壁,前壁和後壁相連處呈現月彎狀,即為胃的小彎和大彎。

胃與食道的交接處就是賁門，也是胃的入口。**賁門**有一圈加厚的肌肉，又稱為下食道括約肌，可以防止胃內容物逆流回食道，部分的胃食道逆流患者，確實是因為賁門功能出狀況而引起症狀。

胃底部雖然名為底部，卻在胃的最上方、賁門左側。胃底部會分泌飢餓素（Ghrelin）來引發食欲。**胃體部**則是胃的最大部分，是分泌胃酸的胃腺所在之處，胃潰瘍多半發生於此。

胃下部又稱為幽門前庭（胃竇）。胃的出口稱為**幽門**，這裡的肌肉會幫助胃內容物排空，其末端括約肌可以防止十二指腸內容物逆流回胃部，幽門螺旋桿菌亦常寄於此，是胃炎的罪魁禍首之一。

【胃部構造剖面示意圖】

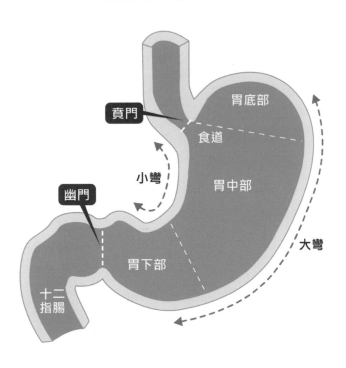

胃的構造與功能

食物的儲存與消化都靠胃

人的胃有 4 大功能，包括激素分泌、儲存食物、消化與吸收作用、免疫與防禦機制。除了胃液、胃泌素、胃動素等消化液外，也會分泌體抑素、類生長激素與其他內分泌相關激素。人在進食時，食道肌肉會反射性收縮，把食物運送到胃裡，並關閉賁門與幽門，讓食物暫時停留在胃中，以利進行消化。

胃蠕動時，消化液對食物反覆進行機械消化（磨碎）與化學消化（分解），讓營養素更容易被體內器官或組織吸收與使用。胃黏膜分泌的黏液有屏障功能，防止胃被自行分泌的胃酸（強酸），或從外進入的有害食物（如酒精）或藥物（如阿斯匹靈）侵害，是免疫系統的一部分。

當食物經過咀嚼，通過咽喉，再通過食道，從賁門進入胃部後，主要的消化就此展開。當胃泌素開始作用，會刺激各種消化液的分泌，並將食物包覆其中。此時，胃部肌肉會對食物進行攪拌和研磨，讓食物和消化液充分混和，並分解成小分子的「食糜」，再往下移動。充分酸化的食糜就被以最佳速度分解與消化蛋白質、維生素和礦物質。

待食糜抵達胃下部，經幽門被推入十二指腸時，胰臟會分泌消化酶進入十二指腸，與小腸分泌的腸液、肝臟分泌的膽汁合作，對食糜進行細部消化，讓食物再小分子化，消化過程在此告一段落，食物（食糜）會繼續往小腸前進，開始吸收的工作。

別讓胃酸成為代罪羔羊

胃食道逆流愈來愈為人所知，但常因為不夠正確與不夠完整的訊息傳達，讓不少人對這個疾患產生誤解，以為都是「胃酸惹的禍」。其實逆流的罪不該全部都要胃酸扛，胃酸只能算是小幫凶而已。

不是抑制胃酸分泌就會好

> **案例**
>
> 　　阿修大約 20 出頭歲，是一位胃潰瘍與胃食道逆流患者。他從 10 年前還是青少年時就常覺得胃不舒服，上胸口悶、有灼熱感，而且喉嚨老是卡卡、有異物感，想咳卻咳不出來。這些症狀 10 年來反覆發生，但因為沒什麼大問題，就不在意。直到爺爺因胃癌過世，才讓阿修驚覺應該接受檢查。
>
> 　　做了胃鏡檢查後，發現有胃潰瘍與十二指腸潰瘍，但沒有癌症病變的跡象，且食道外觀沒有異常，也沒有其他嚴重的症狀。這情形讓他鬆了一口氣，以為這樣就沒事了，因此即使醫生要他持續追蹤，他依然得過且過，只有在不舒服時才會回診拿藥。
>
> 　　直到 5 年多前，阿修來到我的門診做胃鏡檢查，我發現他不僅有胃潰瘍，還有幽門桿菌桿菌感染與胃食道逆流。此外，還發現他有橫膈膜疝氣和賁門鬆弛的問題。於是，我安排他接受為期 2 周的殺菌療法，並同步學習相關飲食生活的衛教。2 周之後，狀況雖有好轉，但仍無法斷藥。
>
> 　　回診時，阿修向我訴苦。說早上症狀尤其嚴重，會吐酸水出來，忍都忍不住，甚至因此而失眠，更常感到憂鬱和情緒低潮，他直喊「胃食道逆流不是抑制胃酸分泌就好了嗎？為什麼會這麼痛不欲生啊！」

「胃酸過多」一直都被誤會成胃食道逆流的主因，這是長久以來的一場誤會。不過，由於「酸」確實會造成食道不適，加上這種說法可以讓患者更容易理解「為什麼醫生要開降低胃酸分泌的藥（抑酸劑）」來治療。於是，方便起見，不只電視廣告這樣說，有時連醫護人員都是這樣子衛教的。其實，胃食道逆流的真正問題不在胃酸，它只是代罪羔羊罷了。

胃酸是如何產生的？

胃酸是由胃壁上的壁細胞所產生，並由胃腺排出，是胃裡重要的分泌物之一。其酸度極高，pH 值介於 1.5 ～ 3.5 之間，主要作用為幫助食物進行消化作用，並讓胃蛋白酶對蛋白質物質進行初步分解，轉化食物中的鈣、鐵，使之易於被人體吸收。另外，胃酸還具有殺菌的功能，可以消除食物上常見的細菌，以減少胃部不適或胃疾發生。胃食道逆流通常會同時造成「向上逆流多，向下排不掉」的情形。

■ 向上逆流多

所謂的「向上逆流多」指的是胃裡的胃酸或食物逆流次數變多。值得注意的是，逆流的東西或物質可能是強酸性（pH 值＜ 4）、弱酸性（pH 值4 ～ 7）或鹼性（pH 值＞ 7）的胃液，並不一定是酸性物質才會逆流。好比在消化過程中擔任乳化脂質角色的膽汁，就是鹼性的，而膽汁逆流也是可能發生的。

■ 向下排不掉

至於「向下排不掉」則與食道肌肉的收縮力關係比較大。當食物透過口腔進入食道之後，不是靠著重力向下直落到胃裡，而是利用食道壁的肌肉蠕動，將食物慢慢推送往胃裡。要是食道壁的肌肉收縮力不足，便無法順利將食物往胃裡推送。在發生胃酸逆流之後，也容易因為停留肌肉無力，而使逆流物質在食道停留的時間變長，這在長期因逆流而造成食道慢性發炎的病患身上最常見。

原來胃酸替「賁門」背了黑鍋

胃酸常被視為胃部疾病的禍首，我自己在門診就常聽患者說「我是不是胃酸太多，所以胃潰瘍啊？」「火燒心很嚴重，應該是胃酸太多所以胃食道逆流了！」「肉吃多了就胃脹氣、猛打嗝，一定是胃酸太多了啦！」其實，可能必須重新思考：胃酸究竟是毒藥，還是解藥？

舉例來說，以前有很多人認為胃潰瘍是胃酸太多所致，但後來證實胃潰瘍的真正罪魁禍首是幽門螺旋桿菌。胃潰瘍之所以會用抑制胃酸的藥物來治療，主要目的是為了減少刺激，讓胃黏膜的破洞趕快修補起來。胃補好了，藥也就該停了。

國內有將近四分之一的民眾患有胃食道逆流，強力抑制胃酸分泌的藥物是過去最有效的解藥，不過，改善了火燒心症狀，卻也失去胃酸可以提供人體的好處，包括殺菌、加強蛋白酶作用及營養素吸收。長期服用降胃酸的藥物，絕對是走投無路的最壞打算，尤其目前已經有許多微創手術，可以治療胃食道逆流。

胃酸過多確實容易發生逆流、胃發炎與胃潰瘍等疾病，但這絕非胃食道逆流的主因，真正的元凶其實是「賁門」，胃酸只是頂罪羔羊，頂多算是小幫凶而已。研究證實，賁門只要打開或呈鬆弛狀態，哪怕胃裡的胃酸或其他消化液只是一丁點，就可能發生逆流現象。所以啊，有多少胃酸根本不是重點，賁門只要維持關閉，逆流症狀就不會出現。

當然，一旦逆流太頻繁，使食道受到過度刺激或發炎，就是「逆流性食道炎」。這確實和胃酸有關，但不是因為胃酸過多的關係，主因也是賁門沒關緊，胃酸才會跑到食道，刺激食道黏膜而導致發炎或相關病症。因此才會說胃酸只是小幫凶而已。

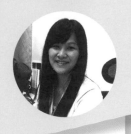

現職
· 員生醫院中醫
  部部主任

專長
胃食道逆流、
便祕、腸激躁
症候、失眠頭
暈頭痛、睡眠
呼吸中止、胸
悶心悸、自律
神經失調、代
謝性疾患、慢
性咽喉炎

不給藥，
胃酸就搗蛋的真凶是 ...

「醫師，我從耳鼻喉科、看到胃腸科，偶爾還會看看心臟科跟胸腔科。胃腸科的藥沒效果之後，我被轉介到身心科，服用抗焦慮藥物，才終於知道自己原來自律神經失調了。但是最近連抗焦慮的藥都愈來愈沒效了，中醫是我最後的希望了！」

案例中的蕭小姐（37 歲）有胃食道逆流的病史，咽喉乾燥且常覺得有異物，也常無預警的就一陣狂咳。自從接受胃鏡檢查、服用胃腸科藥物以後，症狀雖有緩解，但一不吃藥，所有心悸、胸悶、咽喉痛、胃食道逆流等症狀又排山倒海席捲而來，有時還會有無法控制的打嗝。要是全挑在半夜發作，根本無法一夜好眠。

掃描看更多！
中西醫合作，
終結逆流不是夢

自律神經惹的禍

「每個醫師都叫我要想開一點，我當然也希望自己能想開一點啊！但是我根本不覺得自己有壓力、想不開，是要怎麼想開一點呢？」其實，像蕭小姐這樣困擾的個案並不算少，他們往往抱著走投無路（或死馬當成活馬醫）的心情，來到我的診間，言談之中，我明顯感覺到他們的無奈與無助。

以上的個案是否讓人覺得心有戚戚焉呢？先別急，幫自己檢查看看，生活中是不是暴露在以下高風險情境中，而使所有的治療變得徒勞無功，自己的胃和自律神經正在被默默地傷害著：

- ☐ 過量或空腹時使用茶或咖啡
- ☐ 空腹吃水果，或以水果、蔬菜來取代正餐
- ☐ 喜歡吃刺激性的食物，或喝過熱的湯飲
- ☐ 攝取過少蛋白質食物或主食（如飯麵）
- ☐ 睡眠品質不佳（包含睡眠障礙、睡眠呼吸中止症等）
- ☐ 三餐不定時
- ☐ 過度使用軟便藥劑
- ☐ 服用止痛藥、抗生素、抗凝血劑、神經類用藥等不適應的藥物
- ☐ 工作壓力大或工時過長

消化道是綿密的神經受器網絡，它把接收的訊號回傳到更高階的司令關卡，直接「上報」自律神經系統，若自律神經系統無法處理，就繼續「上報」到大腦。上述習慣在胃腸系統感到不適的同時，會有訊號呈給自律神經系統，做出相對反應。每次患者問我「我到底是胃生病，還是自律神經失調啊？」我的回答通常是「都有，而且互為因果。」

化解胃與自律神經的愛恨情仇

透過些簡單的圖說，可以囊括大部分胃與自律神經之間的糾結。我們的胃是一個囊袋，靠一些機制調控著：

受器會發出指令

中樞或上游受器（如口腔、食道）神經，告訴胃「食物來囉，開工！」胃便開始蠕動、分泌胃酸及消化液等，吃飽後通知「收工！」綿密受器網路像手機，自律神經則是對外聯絡系統。

雙向的系統

胃也可以跟中樞通話的。「我破皮流血了！（黏膜受損、發炎或潰瘍）」「我被發炎洪水淹沒了！（中醫講的痰溼）」「救命，我好冷！（過食寒涼冰冷，導致胃黏膜血液循環不佳）」「這裡裝滿了，快叫主人不要再吃了！」

調節系統

就是內分泌及恆定系統（古典中醫理論，將此囊括進去「肝」的疏泄、條達範疇內）。因為神經訊號調節，既耗能且短暫，只適合快速反應突發事件，長期「消化日常」的固定節律，就需要靠恆定系統維持。

胃和頂頭上司溝通的聯絡網——**中醫的「肝」是個大學問**

你的身體是否泡在「發炎」中？——**一切關鍵在「痰」症**

胃腸道和中樞神經系統，會藉由免疫系統以及正常菌叢互動

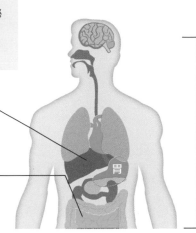

胃

※ 賁門閉鎖不全、幽門桿菌等問題，建議先西醫針對病因治療，同時搭配中醫補氣療法或調節消化道黏膜「生態」調理。

充滿受器神經網絡調控的胃——**讓自律神經乖順聽話**

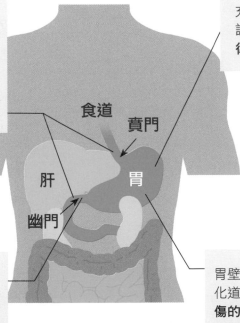

食道

賁門

肝

胃

幽門

供應胃循環的血流系統——**您的胃，只是孤單寂寞冷**

胃壁（有黏膜保護的消化道上皮）——**撫慰受傷的胃壁**

自律神經一旦失調，就像胃的聯外網路斷訊、雜訊或釋放假消息，讓胃不知道該怎麼辦。久而久之，連恆定系統都亂掉了。於是乎，該餓時不餓，不該分泌胃酸時卻洪水氾濫。胃本身不舒服，又不斷地發出求救訊號給上級長官，導致病家不得安寧。此時此刻，要找出胃在抗議什麼，了解可能的病因。搞懂胃病的中醫機轉，接下來就要知道如何調養。

■ 讓自律神經乖順聽話 —— 安神中藥與穴位

為了安撫自律神經，正確睡眠習慣與調養作息是必要的。在此，再重新檢視一次，一開始所提到的幾個風險行為中了幾個：

> □ 過量或空腹使用茶或咖啡
> □ 睡眠品質不佳（包含睡眠障礙、睡眠呼吸中止症等）
> □ 工作壓力大或工時過長

建議在晚餐後，泡一杯玫瑰花茶或浮小麥等安神茶飲。讓自己的自律神經「做好關機的準備」。至於茶飲和咖啡依賴者，不妨嘗試調整：

- 少喝三合一沖泡飲，降低糖奶添加量（會加重胃的負擔）
- 絕對、絕對、絕對（太重要說 3 次）不要空腹使用茶或咖啡
- 一天合計不超過中杯的量（約 360ml）
- 盡量泡淡一點（有氣味就好），多加一些熱開水騙騙大腦

另外，可以透過按壓內關穴、神門穴、耳下安眠穴來安神。門診中，同時有安神又能安撫脾胃功效的有逍遙散類、抑肝散、一貫煎等處方，酸棗仁湯、甘麥大棗湯或天王補心丹等能夠迅速把患者敲昏，遇到打嗝不止的患者則可使用橘皮竹茹湯和旋覆花代赭石湯等利器。但藥方的選用還是得交給專業的中醫師評估。

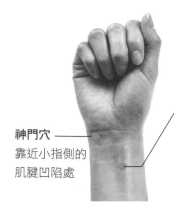

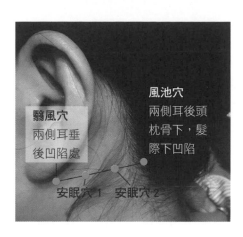

內關穴
手腕橫紋
兩條筋中
間往上 3
手指寬處

神門穴
靠近小指側的
肌腱凹陷處

翳風穴
兩側耳垂
後凹陷處

風池穴
兩側耳後頭
枕骨下，髮
際下凹陷

安眠穴 1　安眠穴 2

■ 撫慰受傷的胃壁 —— 建立胃壁的保護膜

　　胃壁的品質可以從舌象或咽喉情況就看得出來。舌苔白厚，代表胃裡面的環境像沼澤一樣溼溼黏黏，黏膜所附著的菌叢，應該也不會太友善。若咽喉看起來很乾燥，布滿血絲，紅紅腫腫，甚至咽峽部腺體腫到從喉嚨就看得見，那食道和胃裡面應該已經遭遇無數次的胃酸破壞，時常聲音沙啞、半夜咳到醒來。有些舌頭本體，看到紫紫的瘀線夾道縱躺，表示氣血循環不太順暢了，多半併發有肩頸痠痛的問題。要是綜合黏膜乾燥、腺體腫脹、口乾舌燥、睡眠中斷，甚至有難以控制的血壓，十之八九有睡眠呼吸中止症。長期張口呼吸，上消化道的生態系統難免受影響。

　　一旦胃壁的保護膜不佳，胃酸肆虐，自律神經系統的抗議就在所難免，以下這些行為，都可能在無形中傷害胃壁：

☐ 過量或空腹使用茶或咖啡
☐ 空腹吃水果，或用水果、蔬菜取代正餐
☐ 喜歡吃刺激性的食物（或喝過熱的湯飲）
☐ 睡眠呼吸中止症
☐ 三餐不定時、 攝取過少蛋白質與主食（如飯麵）

飲食方面，除了要定時定量，不過飢（胃裡面若沒有東西，會讓胃壁空燒）、不過飽（胃的工作量突然上升，會分泌太多胃酸），也可以多吃保護胃壁的食物：

- 薑炒川七或鳳宮菜、秋葵、山藥、過貓等有黏性且性味不過寒食物
- 晚餐提高動物性蛋白質的比例（如魚、肉），延長胃排空時間
- 胃壁未修復期間，嚴禁前述傷胃行為
- 不要空腹使用「油切」「消脂」食物（如綠茶、決明子等）

■ 胃，只是孤單寂寞冷 ── 中醫師是您的「暖」男「暖」女

這最容易發生在素食者和過度減重／減脂者身上，還有喜歡為自己灌食冰飲冰品的族群。「過食寒涼」一直是中醫養生大忌。這不止發生在「大姨媽的重拳」或「產後坐月子」的女孩女人身上，凡是在溫體內灌入冷冷的東西，都會引起身體的反應。所謂「寒涼」，不只有冰品，舉凡瓜果類、涼性蔬菜，大部分都入列。中醫理論相信，「寒涼」的食物會讓血液流動較緩慢，或血管收縮退行，長期過食寒涼，會影響消化系統的工作效率。

有些藥物也被相信有「寒涼」之性，古有大苦大寒的龍膽草、或曾紅極一時的「南非葉」，甚至許多民間草藥（尤其標榜消脂、消炎、抗癌等功效之物）大多帶有寒性。以下也是「過食寒涼」的行為：

- ☐ 空腹吃水果，或用水果、蔬菜取代正餐
- ☐ 過度使用軟便藥
- ☐ 服用止痛藥、抗生素、抗凝血劑、神經類用藥等不適應的藥物

若體質屬於脾胃虛寒類型，如身體容易冰冷、解便偏軟無法成條或解便不順暢，腹部容易緊痛或感到抽搐不適等，透過一杯暖暖的薑茶，能讓孤單寂寞冷的肚子（胃）感到溫暖。但若不確定自己是不是「虛寒」類型，擔心誤服薑湯薑茶而上火，可以按壓自己的足三里穴，或透過溫敷按摩腹部，既安全又有效。

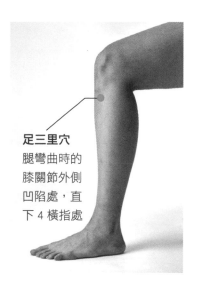

足三里穴
腿彎曲時的
膝關節外側
凹陷處，直
下 4 橫指處

■ 中醫的「肝」是大學問 —— 肝出問題，胃不得安寧

「肝膽系統」與其說是躺在橫膈下方的一具大器官，更多的理解是「調暢氣機」，注意，關鍵字在「機」不在「氣」。機，就是機轉、機制（mechanism），這也是一個動態平衡的概念，不必靠大腦指揮，就能「自律」把一切維持在常軌。把持這些動態平衡的要角，就是自律神經系統和內分泌（神經）系統。

《黃帝內經》提到「肝者，將軍之官，謀慮出焉……」可見肝在人體扮演的是運籌帷幄的角色。肝若不好，自律（autonomic system）機制失調，導致「全身都是病」，連鎖效應就如滾雪球般出現：交感過度亢奮，肩頸緊繃影響聲帶肌肉震動，加上胃酸逆流導致聲帶受損，病家說話就容易沙啞。胃不斷抗議交感過亢晚上睡眠不佳，回頭又弄得自律神經更加損害，影響胃功能的調節。

這種患者往往看哪科都不對，查都查不出原因。在中醫理論裡，就是從「中醫肝」著手。從生活中幫自己一點忙。像是調整睡眠品質、適度調節工作壓力或工時（每小時起身走動與休息）、外出走走。另外，運動有絕對立即的幫助，不僅有助於釋放腦內啡，亦能使氣血通暢，最好能達到流汗且微喘的程度，但別在睡前嘗試，以免過度亢奮反而影響睡眠品質。發作起來時，若有心悸、胸悶、偏頭痛或頭脹痛等狀況，可以按壓太衝穴或深呼吸。

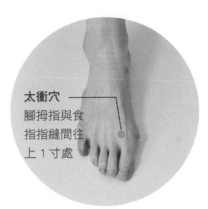

太衝穴
腳拇指與食指指縫間往上 1 寸處

■ 一切關鍵在「痰」症 ── 治胃漢朝名方「半夏瀉心湯」

此「痰」，不是咽喉嘴巴咳出的痰（當然半夏處理實質的痰也很行），而是「害神經紊亂的痰」。我喜歡把這種痰解釋為神經系統「泡在免疫（發炎）環境中」。當消化道的「第二腦」系統發炎了，這個「痰」就會出來作怪。

在《金匱要略》記載「嘔而腸鳴，心下痞者，半夏瀉心湯主之。」在《傷寒雜病論》的醫案記載「柴胡湯證具，而以他藥下之……若心下滿而硬痛者，此為結胸也，大陷胸湯主之。但滿而不痛者，此為痞，柴胡不中與之，宜半夏瀉心湯。」說的是，本來患者感冒或自律神經失調，肚子脹，頭暈噁心，還伴隨意味不明的微燒（其實就是神經系統受感冒影響而失調），應該用小柴胡湯化解，但醫師卻給了「寒涼藥」，導致拉肚子。一拉情況更嚴重，心下（胸骨下方）悶悶脹脹、打嗝、胃酸上逆，出現胃腸道的逆襲。把「寒涼藥」推移至今，就是止痛消炎藥、抗生素和軟便藥。

這種情況之所以使用「半夏瀉心湯」，很多醫家是由於裡頭的黃芩、黃連可以緩解胃腸道發炎，而寒涼造成的副作用則可藉乾薑緩解，即「辛開苦降」寒熱升降的動態平衡。然而，我更看重裡面「半夏」調節神經系統的功能。

在沒有實驗室的古早中醫年代，用的是「痰」來解釋這件事。當然現在我們知道，天南星科的半夏「辛，溫。有毒。」裡面揮發油經過專業炮製處理後，根本就是神經系統妙藥。舉凡焦慮及慢性胃炎造成的慢性咽喉炎梅核氣或孕吐，用「半夏厚朴湯」治療。眩暈、梅尼爾氏症用「半夏白朮天麻湯」處理。或專治打嗝、神經性橫膈功能失調的「旋覆花代赭石湯、橘皮竹茹湯」和神醫愛用的「小柴胡湯」裡也有半夏。

最後，必須說說案例中的蕭小姐如何了？由於蕭小姐平常工作忙碌，三餐經常隨意啃麵包配咖啡度過。看診時，咽喉布滿血絲、黏膜乾燥，而且，還有解便不順的困擾。第一次我先用半夏瀉心湯舒緩胃病，同時用加味逍遙散「調教」她的自律神經，並且叮嚀她三餐要好好吃。

下次回診時，打嗝、胃痛明顯緩解，解便順暢了，心悸、胸悶、咽喉痛等症狀也減輕，只有偶爾還是受胃酸所苦。於是我將半夏瀉心湯換成沙參麥冬湯幫胃壁「包膜」並使用胃苓湯「治水」。再三跟蕭小姐確認她不會只吃寒涼的蔬菜和水果，也懂得在早餐中加入鹹食。

接下來，蕭小姐的睡眠已能一覺到天亮，咽喉黏膜補強完整，說話不沙啞，咳嗽也好了。我繼續用加味逍遙散調節她的自律神經，並且使用麥門冬湯鞏固她的胃黏膜。從此以後，她不用在各科診間游走，放下對自己「過度焦慮」的指控了。

Dr.J 胃百科：胃痛常見的 6 大原因

▌刺激性飲食

過辣、過酸、過甜、過鹹、過冷、過燙的食物都會刺激胃酸分泌量增加。另外，菸酒不只對胃部刺激大，還會使胃部發炎。

▌食物難消化

咖啡、氣泡飲料、洋蔥、辣椒、甜食，與油炸、高脂等食物，都會使食物停留在胃部的時間增加，導致胃酸分泌過多。

▌不定時不定量

進食時間不固定、暴飲暴食、吃太飽等，不只會刺激胃酸分泌，還可能讓賁門的括約肌鬆弛。

▌胃腸疾病

慢性胃炎、胃潰瘍、十二指腸潰瘍、膽囊炎等胃腸道相關疾病，都可能促進胃酸分泌過度而更為不適。

▌壓力與情緒

緊張、疲勞、情緒不佳時，都可能導致神經系統紊亂，促使胃酸在不該分泌時分泌。

▌遺傳與體質

這是很常被人忽視的胃痛原因。舉例而言，若刺激胃酸的胃泌素細胞常處於興奮狀態或過於敏感，甚至是長了會分泌胃泌素的內分泌腫瘤等，都容易分泌過多胃酸。

胃在求饒──5 大地雷吃法

吃飯皇帝大,但很多人吃東西的方式與習慣,實在讓人不敢恭維,除了容易消化不良,也會影響胃腸功能。抱怨胃腸道疾病找上門的同時,有沒有想過自己的「吃法」才是真正的始作俑者呢?

垃圾桶吃法:飽受虐待的胃腸直接罷工

案例

　　一位 50 多歲的經商中年人,一臉痛苦的來到我的門診。他說,前一天晚上吃了吃到飽自助餐之後,就開始有點不太舒服。到了半夜肚子嚴重脹氣,想吐到不行,幾乎痛到打滾,根本無法再入眠。最後只好硬是坐著瞇一下,一大早就趕緊跑來掛號看診了。

　　我先幫他照了 X 光,發現他「一肚子的氣」,拍打肚皮還會砰砰作響,甚至發出水聲,這就表示他的胃腸道「罷工」了。因為沒有蠕動,吃下去的食物、飲料都還停留在胃部,難以消化,才造成這個情形。同時,抽血報告也出來了,指數正常,並沒有其他問題。

　　還好,患者因為前一晚飯後就極度不舒服,什麼東西都不敢吃,空腹已經超過 8 小時,我就直接幫他做了胃鏡檢查。胃鏡一照進去,發現食物在候診時,都陸續進入小腸和大腸了,加上檢查過程中,他吐出了部分食物,可見胃部功能逐漸恢復運作。

　　最後,我開了幫助蠕動、排氣的藥物和酵素,並建議患者在接下來的 1 ～ 2 天內做清淡飲食,盡量不要吃澱粉,好讓胃腸道能夠排空原有的食物,並得到充分休息,待復原後,再才恢復正常飲食。

如上案例所述，喝了果汁、可樂、調酒，吃了炸雞、牛排、海鮮，接著麵條、米飯又拿著隨便吃，一個盤子上，什麼食物都盛在一起，夾到什麼就吃什麼，冰的熱的同時吞下肚，搞得整個胃像個餿水桶一般。這樣的進食方式，我都戲稱為「垃圾桶吃法」，尤其容易在吃到飽自助餐（buffet）或喜宴酒席、尾牙時發生。

為了吃個夠本，不少人在這種場合都會卯起來吃，甚至吃進比原本食量還要多好幾倍的東西，覺得撐破肚皮才值回票價。不論是吃到飽自助餐或喜宴酒席、尾牙，不外乎都是一些高油脂高蛋白（肉類）為主的菜餚。一般來說，油脂的消化時間最多長達 6 小時，蛋白質的消化時間則需要 4 小時，在同一餐裡，餵給胃腸大量的油脂和蛋白質，若又多是油炸或燒烤的烹調方式，消化時間就拉的更長，胃的負擔更重。

如此一來，食物沒辦法和胃酸、胃蛋白酶、膽汁、胰液充分混和攪拌，無法進行消化與吸收，就不能讓食物變成小粒子。未經消化的食物往腸道去，就會對小腸造成很大負擔。此時，胃腸道系統因為感到負荷過重，就會自行判斷應該「當機」，罷工不幹。

【食物消化排行榜】

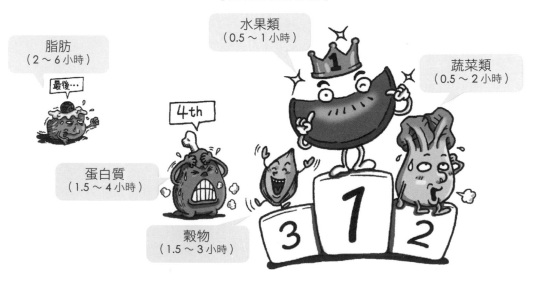

脂肪
（2～6 小時）

水果類
（0.5～1 小時）

蔬菜類
（0.5～2 小時）

蛋白質
（1.5～4 小時）

穀物
（1.5～3 小時）

人的胃因為構造關係，有極佳的伸縮性，所以能延展再延展，但老是不按牌理出牌，還是會打亂胃腸系統的消化節奏，演變成像案例中這位中年人這樣，胃腸乾脆直接罷工，因而延長食物在胃裡停留的時間。食物待的時間愈久，愈容易變質、發臭、發脹，甚至導致胃部痙攣、絞痛。另外，胃腸道的菌種會讓食物發酵產氣，持續脹氣造成胃部壓力增加，胃食道逆流就可能會出現。

進食過多和無次序的進食方式，就是胃腸當機的主要原因之一。唯有讓胃腸道充分休息，才能重新開機，恢復工作。所以啊，還是建議按食物種類照順序進食，先吃蔬菜，再吃肉類，最後才是米飯麵條。如果擔心自己吃過量，最好是只用一個盤子，每一次盡量都少量拿取相同種類的食物，吃完還想吃再去拿，慢慢吃，才能在享受美味時不造成身體負擔。不然真的會飽了肚皮，壞了健康。

 ## 餓死鬼吃法：沒咬直接吞，塞住消化道

雖然說，胃跟牙齒都有磨碎食物的功能，但是碰到硬得像花生、堅果類的食物，還是得先在口腔做第 1 階段的處理（咬細和咬碎），待食物被處理為小顆粒之後，再送入胃部，繼續磨碎成泥狀食糜，最後，才能順利進入十二指腸和小腸，並被身體吸收與利用。

很多消化不良的患者，其根本的問題就是出在「食物未能在口腔裡徹底被咀嚼與磨碎」，讓胃成了最直接的受害者（牙齒偷懶沒做完的工作，胃只能自認倒楣，全盤接收）。胃與腸等消化器官的表皮都是平滑的，可不像家裡的食物調理機，有利刃在胃腸裡旋轉與攪拌，能處理體積大的食物。沒咬直接吞，包準肚子又脹又痛。

一位年約 70 歲的男性患者，抱怨消化不良好幾年了。他說，每次吃完飯，肚子就脹到可以打鼓，往往要休息到下一餐前才會好，但下一餐一吃，又是惡夢開始，而且最近這一年症狀更嚴重。我安排他下次回診做腹部超音波和胃鏡，並請他回診前至少要禁食 8 小時。

回診做的超音波檢查，沒有發現膽結石或其他器官問題，但做胃鏡時，卻看到有一團一團的「麵條」，塞在胃與十二指腸交界處（幽門），胃鏡根本過不去。我實在是逼不得已，只好用胃鏡搗碎「麵團」。在胃鏡順利進到十二指腸後，又看到許多「成形」的食物殘渣。除此之外，胃腸的表面黏膜都正常，也沒有胃潰瘍。

我以為患者沒遵守禁食規定，但患者再三保證他有禁食。詳問才知道，老先生早年因抽菸、吃檳榔，牙齒壞了不少，加上他從年輕做生意時吃飯就快，沒 5 分鐘就 KO 一餐，即使人老了稍微退步，多半 10 鐘內就能解決。由此，我判斷他的胃痛與脹氣肯定是「餓死鬼吃法」導致，當他配合我的建議調整吃法後，不只症狀減輕，連原本照三餐吃的胃藥也停掉了。

這種「餓死鬼吃法」最常見於老年人和上班族。老年人器官逐漸退化，有的是牙齒不好、東西咬不動，有的是胃磨碎食物的功能變差，尤其糖尿病患者常會有胃蠕動變慢及胃無力或胃輕癱的問題，這些都是造成胃部無法有效將食物磨碎磨細的主要原因。

再者，就是上班族。很多上班族常是吃飯配工作。眼睛盯著螢幕看、手指敲著鍵盤，偶爾還要講個電話、滑個臉書，午餐放在一旁，本能性地挖一大口就往嘴裡塞，囫圇吞棗把飯吃完，把工作趕完。然而，這種一心二用的吃法，食物通常沒咬幾下就直接吞入肚。另外，一邊吃飯，一邊聊天打屁，也很容易會忘記要做咀嚼的動作，這就是為什麼有很多上班族，午餐後常常會覺得腹痛腹脹。

若沒有伴隨其他器官疾病，解決飯後胃腸不適的方法很簡單，就是強迫自己把每餐的吃飯時間拉長到 20 分鐘，甚至 30 分鐘，同時，每一口食物至少要咬 15 ～ 30 次再吞。真的沒時間慢慢吃或牙口很差的人，就試著把食材盡量切細切小再烹煮，或改吃流質或軟質的粥品或麥片，硬度高的堅果類食物就改用堅果奶替代，這樣方便消化的前提下，也能維持營養均衡。切記，別再讓時間逼死了胃。

Dr.J 胃百科：什麼是胃輕癱（Gastroparesis）？

胃輕癱就是胃部沒有發炎或腫瘤等問題，但就是無法順利將食物磨碎跟推送至十二指腸。簡單說，就是「慢動作」的懶懶胃，以致需要利用更長時間來消化和排空胃中的食物。

▌症狀

胃輕癱常有噁心感。早上起床哈氣，聞得到昨天晚餐（或最後一餐）的食物味道。整天下來，隨著吃下去的東西變多，肚子會愈來愈脹，睡前會嚴重胃凸，愈瘦的人，胃凸愈明顯。由於可能伴隨沒吃幾口就脹氣、嘔出未消化的食物、胃痙攣，或火燒心、溢胃酸等胃食道逆流症狀，長期下來會導致營養不良與體重下降。

▌診斷

診斷胃輕癱之前，得先排除其他胃腸或消化器官的問題，所以還是要利用胃鏡來確認。大部分的患者是某些因素（如糖尿病）造成迷走神經受傷。迷走神經是第 10 對腦神經，也是最長、分布最廣的腦神經，控制範圍包括胃部肌肉收縮。一旦迷走神經的訊息傳遞不完整，就會影響胃部肌肉收縮功能。

無底洞吃法：沒有最飽，只有更飽

不論是早期很夯的大胃王比賽節目，或近期網紅開直播「表演」吃很多的網路頻道，都是在有限時間（通常是短時間）吃進大量食物，而且種類非常驚人，甚至還能一站一站闖關，看得觀眾瞠目結舌，羨慕起這些輕鬆就能吃下無數美食的人，重點是這些人往往一點都不胖，有的還很瘦，讓人超級嫉妒。

這種彷彿可以吃下整個宇宙的吃法，就是我說的「無底洞吃法」。為什麼有的人就是不會飽，可以一直吃一直吃一直吃。從醫學的角度來看，這種人或許是飽食反饋機制異常，不夠敏感。一般人胃容納 2 公升的食物時，就會已經覺得很飽、吃不下了，再美味的東西，應該也覺得反胃，這就是「飽足感」。

飽足感是由胃部探知後，經神經傳達給大腦而產生的，得到這種感覺的「正常人」多半會停下進食的動作，摸摸肚皮，滿足地說「飽了！」甚至打個飽嗝，為進食這件事畫上完美的句點。但大胃王的飽食中樞不敏感，甚至把胃撐到 6 ～ 7 公升大，仍然無感。

不知道大家能不能想像這個場景。在很多觀光景點，如故宮、中正紀念堂或官邸林園等，都會養著大批錦鯉的池塘供人觀賞，增添林園景色，有的設有魚飼料販賣機，滿足遊客餵食的樂趣。殊不知遊客散去、夜深人靜時，管理人員天天都要清理不少「飽死」的錦鯉。因為魚類沒有飽食中樞，魚飼料有多少就吃多少。

魚不是吃不飽，而是根本無從得知「已經吃飽了」。人類雖然不會馬上飽到上西天，但這種無底洞吃法等於在慢性扼殺自己的生命。暴飲會增加胃部的負擔和耗損，也會打亂身體既有的運作規則。長久下來，胃部肌肉逐漸彈性疲乏，就容易造成胃下垂。

Dr.J 胃百科：**什麼是胃下垂（Gastoptosis）？**

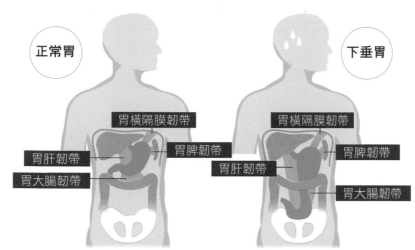

胃下垂（Gastoptosis）是胃部下端一處小彎角位置偏低，屬於一種功能性的疾病。正常胃的平滑肌是極具彈性的，所以胃可以依據進食數量調整大小，進食時容積變大，排空後又回復原本的型態。

胃部周圍有 4 個主要韌帶在固定胃的位置，包括胃肝韌帶、胃大腸韌帶、胃脾韌帶和胃橫膈膜韌帶，一旦綁住胃的韌帶鬆掉了，就會導致胃受地心引力影響而下垂，尤其吃完飯後更明顯，甚至會掉到腹腔下方。透過調整不良的習慣，可以防止胃下垂的發生或惡化：

① 吃飯細嚼慢嚥，定時定量，吃七分飽就好。減少暴飲暴食的機會，戒吃宵夜（睡前 2 小時不進食），讓胃部運作維持恆定

② 避免熬夜，充足睡眠。養成規律的排便習慣。少吃易產氣食物，選擇烹調簡單、營養價值高、易消化的食物

③ 因體質瘦弱而胃下垂者，可藉由增胖來減少胃下垂症狀。一般人可做腹肌或腹壓相關運動來強化肌力，如仰臥起坐、伏地挺身

④ 避免久站與劇烈運動。飯後 2 小時內不宜運動。若飯後脹氣脹到很不舒服的話，可以嘗試順時針按摩胃，舒緩疼痛感

菸酒配飯法：烈酒加香菸的可怕結果

擔任業務的年輕上班族，人在江湖，身不由己，應酬交際的需求，除了東西亂吃，還被客戶追菸追酒，菸一支一支抽，酒一杯一杯乾。每次應酬結束，肚子又脹又痛，胃腸症狀不斷，不得已只好就醫求診。

一位才 20 多歲的年輕人，連續幾天聚餐都配酒，高粱、威士忌等高濃度酒精的烈酒來者不拒，一個周末兩三攤，喝完催吐後又繼續趕攤繼續喝。最後終於不支倒地被送到急診，經會診後送到我這裡來。

上面兩位患者都是我的病人。前者在胃鏡檢查後發現有很大一塊的胃潰瘍，我建議他先戒菸，應酬時酒少喝一點，盡量讓作息回歸正常，該吃飯時吃飯，該睡覺時睡覺。（雖然我最想建議的是換工作，畢竟總不能為了賺錢，搞壞健康吧。）後來，他痛下決心戒菸，症狀大為改善，雖然食欲變好，胖了不少（香菸中的尼古丁等物質會抑制食欲），但整個氣色明顯好轉很多。

至於那位送到急診的年輕人，經檢查發現整個胃部呈現紅色轉紫色，顯示是嚴重的發炎、潰爛，還有胃食道逆流的現象，緊急處置後總算緩和下來。我幾乎是用強制的語氣要他停止這種酗酒式的喝法，還有要避免英雄式拚酒的行為。還好，年輕確實比較有本錢，胃部傷害沒有惡化的跡象，只要停止虐待它，身體就會逐漸恢復了。

垃圾桶吃法的更高層次就是「菸酒配飯法」，不只東西拿著隨便吃，還菸酒都來者不拒，若當下能剖開肚子來看，肯定是各式各樣的下酒菜，混搭著各式各樣的酒水，外加濃濃的菸臭味（菸除了被吸進肺部，也會經食道跑進胃裡）。

　　胃黏膜組織是免疫系統的一個環節，健康的黏膜修復功能強（自癒力強），可以很快修補食道和胃部的損傷。但黏膜組織一旦受損，修復功能就會下降，等同於免疫系統的功能跟著下修，自癒力變差，胃就容易發炎，這時若沒有好好休息調養，造成反覆發炎，就會產生糜爛、潰瘍或更嚴重的後果。

　　世界衛生組織（WHO）早就把菸酒列為一級致癌物。一級致癌物指的就是「確定會對人產生致癌性物質」，持續接觸菸酒會提高癌症發生率，舉凡口腔癌、胃癌、食道癌、肝癌、腸癌、胰臟癌等，都可能找上門，所以還是盡早戒了吧。

【那些因為抽菸喝酒而得到的癌症】

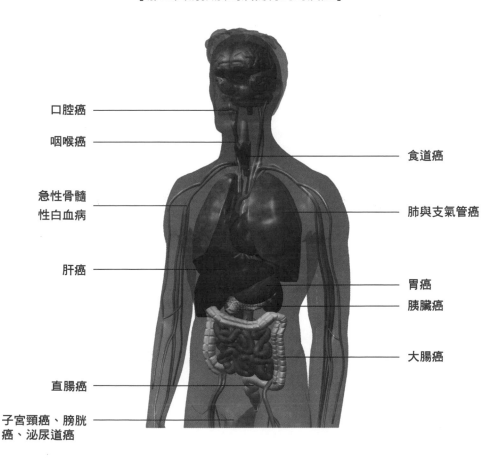

口腔癌

咽喉癌

急性骨髓
性白血病

肝癌

直腸癌

子宮頸癌、膀胱
癌、泌尿道癌

食道癌

肺與支氣管癌

胃癌

胰臟癌

大腸癌

動吃動吃法：吃完直接劇烈活動

案例

有位 40 幾歲的女性患者，看起來瘦瘦的，平常幾乎不吃零食。她上班時老覺得肚子非常餓，還餓到胃痛，甚至痛到胸口，是有灼熱感的悶痛。吃胃藥稍微有控制，但效果不長，而且一不吃藥就不舒服，所以跑來求診。不過，她的胃鏡檢查很正常，沒有胃潰瘍和胃癌的跡象。

於是，我就追問她的飲食及工作情形。她說，她是餐廳外場服務人員，應該用餐的時間是最忙碌的時候，招呼客人、點菜、端盤子、送水、清桌子，忙進忙出，根本沒時間吃飯。只能忙裡偷閒，偷空扒個一兩口飯菜。等到可以用餐的時間，雖然又累又餓，胃口也沒了。

了解原因後，我給這位患者幾個建議。一是提早用餐，工作前 2 個小時就吃完。二是工作途中若無法好好進食，就吃一些香蕉、沙拉等輕食，或麥片、粥品等流質食物，讓胃部有東西可以消化，就不至於餓到胃痛或造成其他胃部傷害。經過調整，患者的狀況果然好轉許多。

其實，吃輕食這個方法是我從資深醫師那邊學的。剛到醫院上班的時候，我才知道原來醫生會忙成這樣，看診、開會、查房、行政工作等例行工作，加上偶然的突發事件要處理，根本沒有時間好好吃頓飯，忙起來一整天沒進食是常有的事。但是醫生不是神（雖然很多人以為我們是），一天兩天還撐得過去，長期下來身體還是會受不了。

後來，我嘗試調整我的飲食模式，當遇到比較忙碌的工作日時，我一天的「正餐」只有吃 2 餐，就是開工前的早餐和收工後的晚餐，若工作日時間覺得肚子餓，就會利用診間 5 分鐘、10 分鐘的短暫空檔，以輕食替代正餐先墊墊胃。

所謂的輕食要以烹調簡單、口味淡、易飽足與易消化的食物為優先選擇，像是雞肉沙拉、蒸番薯、水煮蛋、香蕉，偶爾我也會泡杯麥片。吃點小東西止餓，保持胃腸道正常運作，到了晚上下班後，有充裕的時間好好吃飯，才吃正餐。

有些有運動習慣的人，也常一不小心就成為「動吃動吃法」的一族，因為他們也會面臨到沒有時間吃飯的問題。運動是好事，更是維持健康的必要手段，但沒有兼顧良好的飲食模式，恐怕會事倍功半。因此不建議利用午休時間從事中強度的運動（如跑步、重訓、持續性游泳等），用餐與運動的時間相隔太近，消化不好，運動起來不舒服，對胃腸道功能會有負面影響。

習慣晚上（如下班後）運動的人，最好在運動前 2 個小時先吃點輕食，運動完畢 1 個小時後再進食（但不要吃太多）。例如，晚上 7 點要運動，就在下午 5 點先吃點小東西，運動 1 個小時（8 點結束），9 點左右再吃一些東西，就不要再進食了。當天盡早就寢，是可以接受、不會覺得太餓的方式，也不會影響胃腸道的運作和身體的機能。

身體機制設定「該吃飯的時候吃飯」「該運動的時候運動」「該睡覺的時候睡覺」，照著設定走，對的時間做對的事，身體才能維持正常運作和保有健康狀態。<u>好好吃飯的主要原因，就是讓全身血液能夠集中在胃部，同時使交感神經放鬆，副交感神經運作，食欲才會上來。</u>專心吃飯，胃部就能專心工作，胃腸道才不會出問題。

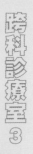

跨科診療室 ③

復健科（一）

✕

陳淵琪
物理治療師

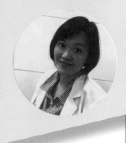

現職

· 誠星物理治療
　所院長
· 臺北市物理治
　療師公會理事

───────

專長

肌筋膜疼痛、
纖維肌痛症、
自律神經失
調、慢性疼
痛、燒燙傷復
健、術後復
健、血友病關
節病變復健

胃腸道筋膜系統的
日常保養

◆

　　胃腸道的健康近幾年更加被重視，但除了有症狀時找醫師診斷、用藥、飲食控制外，還能幫自己的胃腸道做些什麼保健呢？這時候，就要認識一下筋膜系統了。

　　人體中的小腸與大腸兩者相加長達約 9 公尺，為了增加吸收面積，腸道相當蜿蜒崎嶇，而腸繫膜內富含血管與神經，經過腸道的血液在飯後每分鐘將近 4 公升，腸道擁有複雜神經系統，與自主神經連結，與全身健康息息相關。

　　就像關節需要韌帶固定、肌肉做動作，胃腸等器官也有相關的韌帶與肌膜肌肉幫助，才能達到良好彈性。例如，大小腸跟周邊器官能穩定在腹腔內，執行功能，就是連結胃腸道的韌帶與包覆器官的筋膜擔任的重要角色。

胃腸道筋膜張力失衡的 20 個可能

　　筋膜就像是電工膠帶，將各個器官連結並固定，但又能維持一定的彈性及韌度，允許胃腸蠕動與承受身體做的各項「合理動作」，如果沒有筋膜來固定，人在倒立或彎腰或運動時，胸腹腔中的器官與組織，搞不好會通通撞在一起。

　　當胃腸道症狀出現時，很可能會有筋膜緊縮的現象，一旦胃腸器官平滑肌作用不易，症狀就容易加重。例如，進食後須透過胃部蠕動才能把食物磨碎，但若胃部肌肉或維持位置的筋膜緊繃到就像綁了一圈橡皮筋，當然就會影響胃部的消化功能，使胃痛加劇。

　　一旦筋膜與器官的張力失去平衡，變得僵硬或無力，器官的活動度、功能、彈性等都會出現問題，長期下來，輕則感覺不適，重則與其他因素共同導致疼痛、脹氣、消化不良或胃酸逆流等症狀。想要保養胃腸道筋膜張力，可透過幾個方法：❶ 自我筋膜平衡運動、❷ 良好的用餐與飲食習慣、❸ 疤痕周邊軟組織按摩、❹ 術後穩定期進行軟組織按摩、❺ 避免單一姿勢維持太久、❻ 保持良好姿勢（站姿與坐姿）。

　　常見的筋膜失衡原因有很多種，但相關的機轉十分複雜，與自律神經、情緒、身心狀態都有關係，因此若有明顯症狀出現的時候，往往都是複合型的因素加總起來而產生。透過下表中的簡單測驗，可以自我評估是否屬於胃腸道筋膜張力失衡的高風險族群。

自我評估：我是胃腸筋膜張力失衡高危險群嗎？

項目	題目	是	否
1	有胃食道逆流或胃潰瘍的病史		
2	曾經有腹腔開刀的歷史（任何形式侵入性手術）		
3	曾經有腹腔外傷史（嚴重撞擊、跌倒、車禍等）		
4	曾經剖腹產、婦科相關手術（如摘除子宮肌瘤等）		
5	曾經有疝氣的疾病史（從出生到現在）		
6	長期有背痛、腰痛、下背痛的疾病史		
7	脊椎有被診斷是椎間盤突出、滑脫或狹窄者		
8	有被診斷為坐骨神經痛或梨狀肌症候群者		
9	長期膏肓疼痛者（背部兩個肩胛骨中間的位置）		
10	曾經跌倒或撞擊到背部或胸口者		
11	精神長期處於高壓力狀態者（自覺壓力大就算）		
12	長期失眠、淺眠等睡眠障礙		
13	自覺容易緊張、焦慮個性者		
14	十分在意自我形象、在乎別人的眼光者		
15	有過重大創傷者（心理或生理）		
16	飲食習慣不佳（不定時、暴飲暴食、強烈節食）		
17	長期有便祕或拉肚子的情形		
18	未詢問醫師而長期食用特殊或偏方飲食		
19	容易對食物過敏者		
20	久坐或久站生活型態者		

左頁這份問卷若勾選的答案為「是」超過 5 個（或以上），就表示胃腸道筋膜張力失衡風險極高。

第 1. ～ 5. 題屬於器質性的問題，也就是器官或筋膜本身可能已有實質上的損傷。若是有在就醫的，務必持續追蹤。若是術後傷口已經穩定，可尋找受過「內臟筋膜鬆動術」認證的物理治療師，接受相關物理治療。

第 6. ～ 10. 題則與肌肉骨骼相關，多半是脊柱神經、腹腔周邊肌筋膜與內臟筋膜等失衡。若長期接受肌肉骨骼疼痛相關治療，卻不見改善，又併發胃腸道不適，就建議同步進行物理治療。

第 11. ～ 15. 題與情緒或心理關係較為密切，若此部分題目之答案為「是」的比例高，可配合身心科醫師、心理師的評估與治療，或學習一些情緒釋放技巧、舒緩的伸展運動等。

第 16. ～ 20. 題與生活習慣有關，建議在胃腸科就診時，同步要學習飲食概念，調整飲食習慣。物理治療師能提供的是運動建議、姿勢改正方式、工作環境改造、輔具運用（如坐墊使用）等。

胃腸筋膜張力平衡運動與按摩

某些胃腸筋膜平衡運動與按摩，在家就可以進行。要特別提醒的是，內臟是很脆弱且敏感的，按摩時力道務必輕柔適中，用力過甚容易造成疼痛或受傷。若已有胃腸筋膜張力失衡的明顯症狀，或進行過大手術（如全胃切除、人工造口等），或不確定身體狀況與病史時，務必事先洽詢主治醫師或受過專業內臟按摩訓練的物理治療師的協助。

■ 胃腸筋膜按摩 4 步驟

胃腸筋膜按摩要先從胃腸道的末端，針對重點部位進行按摩舒緩，也就是從大腸到小腸再到胃部。然後，再沿著食物消化的先後順序，做各個器官的整體按揉加壓。筋膜按摩目的是放鬆舒緩，所以務必按壓提捏時務必要輕柔，不需要太大力。

步驟 1
乙狀結腸按摩

乙狀結腸在腹腔左側下緣、沿著骨盆髂骨棘（髂前上棘）往腹部方向，以指腹將腹部的軟組織上提，再輕輕放下。一般而言，乙狀結腸的位置大約是在穿上褲子後，左邊前側的口袋附近。平躺後，沿腹股溝的方向，用雙手的四隻手指頭，輕輕探尋腹部軟組織，接著透過大拇指協助，將軟組織往上提捏，每次提捏約 20 次。

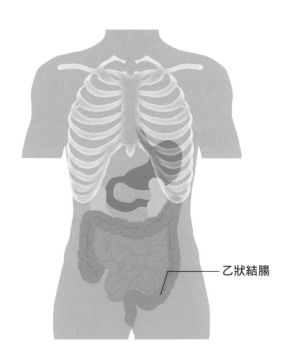

乙狀結腸

盲腸按摩

盲腸在腹腔右側下緣，約位於髂前上棘與肚臍連線的中點，以四指指腹與大拇指將此區域輕輕提拉起來，再慢慢放下。盲腸的位置大約是在穿上褲子後，右邊前側口袋附近凸凸的骨頭（髂前上棘）附近。平躺後，找到凸骨與肚臍的連線中點，用雙手的四隻手指頭輕輕往腹部下壓至軟組織，接著配合大拇指一起把軟組織往上提捏。每次提捏約二十下。

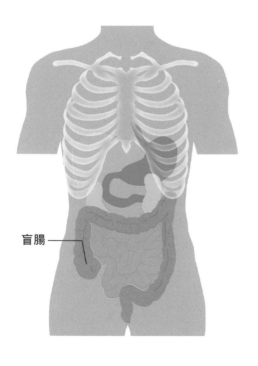

盲腸 ———

★ 注意事項

1. 若覺得提捏不到腹部軟組織，可於平躺後將曲膝踩在床面上操作。

2. 過程中，有些地方會有輕微痠脹硬痛都是正常的，在這些地方可以多做 10 ～ 20 下。

3. 若有腳麻感，可能是按壓力道太大或按壓位置不對，請調整姿勢與位置後重新操作。

跨科診療室 3　復健科 (一)・胃腸道筋膜系統的日常保養

胃腸肝交會處按摩

　　胃腸肝交會處位於肚臍上方約 1 個手掌的寬度,將雙手的 4 隻指頭指腹放於該位置定點輕壓後,再輕輕地將兩手往外推開。按摩時,用雙手的 4 隻手指指腹,輕輕地往腹部按壓軟組織,並配合深呼吸,在吐氣時,雙手指頭順勢往外推,讓腹部軟組織能往外延伸與輕拉。每次配合呼吸執行二十次。

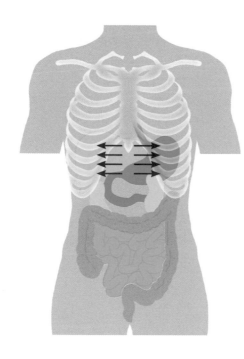

★注意事項

1. 坐姿、站姿、躺姿皆可以操作。如果方便的話,可以掀起衣物,直接接觸皮膚做按壓與推展,效果會更好。

2. 在操作過程中,若是按壓力道過大、按摩位置不對或頻率太快,都可能導致胃痛或胸悶等不適,請務必重新調整後再操作

整體胃腸筋膜舒緩按摩

　　整體胃腸筋膜舒緩以肚臍為中心，從上方胃部的位置，輕輕地往右下方繞行一圈。單一方向慢速按摩，一次約 10 圈。首先要先找到肚臍位置，測量肚臍上方約四個指幅的寬度，為按摩起始位置。

　　用單手四隻手指指腹，輕輕地拿捏腹部軟組織，由左上方往右下方繞圈，回到原點後再進行下個循環。繞圈時，每圈半徑（即手指與肚臍距離）維持在 4 個指幅寬度。回到起點後，再沿著腹部外緣，像飯後滿足般輕摸肚子，由右下腹往上，至左上腹、左下腹撫摸一圈。

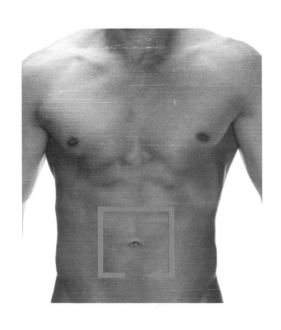

★注意事項

1. 單方向重複執行數次，不可反方向操作。
2. 坐姿、站姿、躺姿皆可可以操作。

■ 胃腸筋膜的 2 個平衡運動

　　脊椎神經的分支分別支配許多的消化器官，軀幹與脊椎的伸展對於胃腸道的消化器官的健康非常重要。胃腸道等消化器官多位在腹腔的前側，腹腔後側則為脊椎及其相關肌群，因此如果長時間姿勢不良（如習慣性駝背）會使腹腔器官處在被擠壓的狀態，久而久之器官的活動功能也會跟著受到影響。

　　像是梨狀肌症候群（Piriformis Syndrome）就是很常見的一種情形。梨狀肌位於臀部深處，算是很小的肌群。小歸小，卻很重要，梨狀肌負責輔助骨盆、髖關節的活動與維持穩定性。若發生梨狀肌緊縮或發炎現象，就很容易壓迫到坐骨神經壓迫，導致屁股（甚至整條腿）痛、麻，讓人坐立難安。此外，由於梨狀肌附著的薦髂關節前側，連接著小腸繫膜，消化系統自然跟著受影響。

動作 1

勝利女神

　　將雙手手臂伸直，自然垂下，然後往後延伸，想像自己的雙手像翅膀展開一般，做出飛翔的動作。當手向後向外打開時，用鼻子吸氣吸到最滿，維持雙手在後側展開。嘴巴吐氣結束後，再把雙手輕放，回到原處。這個動作尤其適合經常久坐、胃部或胸部常有悶悶的感覺的人。每次操作約 3 至 5 回（不要連續做太多下），一日可以操作好幾次。

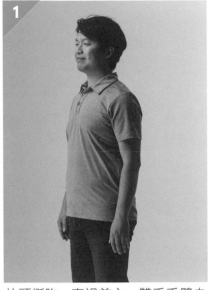

抬頭挺胸，直視前方，雙手手臂自然垂放兩側。

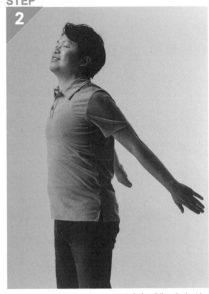

一邊用鼻子吸氣，一邊把雙手向後向外打到最開。

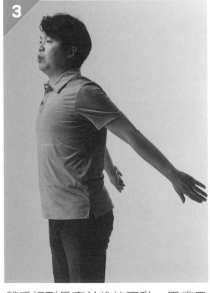

雙手提到最高並維持不動，用嘴巴慢慢吐氣。

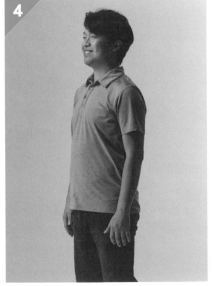

吐氣結束後，把手臂慢慢放下，回到起始位置。

跨科診療室 3 復健科（一）・胃腸道筋膜系統的日常保養

心花綻放

　　站穩後，雙腳膝蓋微彎。將右手放在左側大腿外側、輕扶著大腿，並持續保持平衡。接著，左手順勢往左後方延伸，軀幹跟著往左轉，眼睛看著左手的指尖。停在此深吸氣，讓左手更往後、軀幹轉幅加大，並於此暫時停留，提高身體的延展度、吐氣放鬆，雙手回到起始位置，並記得要換邊操作。

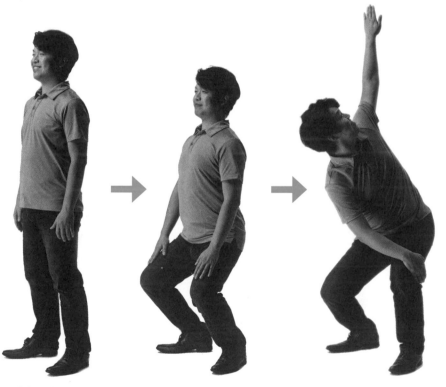

站穩後，抬頭挺胸，直視前方，雙手手臂自然垂放身體兩側。

雙腳膝蓋微微彎曲，雙手輕扶大腿前側。操作過程保持抬頭挺胸。

吐氣時，左手順勢往左後方延伸，軀幹跟著往左轉，眼睛看著左手指尖。停留此處深呼吸，並加大扭轉幅度。吐氣放鬆，讓雙手回到起始位置，並換邊操作。

■ 橫膈肌呼吸運動

根據研究結果顯示，良好的橫膈肌呼吸運動對於胃食道逆流的患者症狀減緩有所助益。橫膈肌就像腹腔的天花板，能使胸腔、腹腔的壓力達到平衡狀態，腹腔內的各個器官也是依靠這個壓力才能維持在固定的位置上，如果失去橫膈肌力，那像是肝臟、胃臟等器官，就會隨著人體活動而跑來跑去，或因地心引力而下垂。

橫膈肌呼吸運動最適合平常容易有痰，或老覺得痰咳不出來、咳不乾淨的人，也很適合這個動作，每日多做幾次，每次操作 3 至 5 回即可（不要連續做太多下）。

首先，把手輕撫在橫膈上，即胸部下緣肋骨凸凸的地方。吸氣時，感受胸腔擴張、手自然被向外推。吐氣時，胸腔放鬆，手也跟著放鬆，回到一開始的位置。接下來，試著在吸氣時，雙手出力往身體中心輕推，並同時間用力吸氣，使胸腔充氣，把手向外推出來。吐氣時，維持住推的力量，使氣吐的更徹底。

進行橫膈肌呼吸運動時，可比較左右兩側肋骨的起伏是否對稱，若某一側的起伏較小，不妨在吸氣時用手稍微加壓以刺激該處的呼吸肌群。另外，也可以調整手放的位置，移到胸腔的上段或中段都可以。

掃描看更多！
物理治療也能改善逆流症狀！

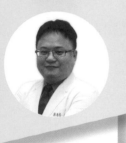

現職
· 宏仁醫院醫療
 副院長
· 東華醫院醫療
 副院長

專長
神經疾病復
健、骨骼關節
肌肉疾病、肌
肉骨骼超音波
檢查、急慢性
疼痛之肌痛點
注射、關節韌
帶肌腱損傷後
之增生治療、
心肺運動復健
與兒童發展遲
緩治療

牽一髮而動全身的
全人概念

◆

　　門診來過一位約 30 出頭的年輕女性。她抱怨呼吸不順，時有胸悶與肚子脹氣情形，曾經到胸腔科、心臟內科就診，經過檢查並無異常，雖然排除內科急症，卻不適感依舊，故經人介紹來我的門診。

　　細問病史，才知道她是辦公室 OL，時常使用電腦且鮮少運動，上班時還常翹個二郎腿。視診時發現她姿勢嚴重不良，頭頸部前移，駝背且圓胸。當務之急就是教導病人正確姿勢。我請她坐或站時都要保持挺胸、縮下巴，利用手臂往後伸展的簡單動作來擴胸，放鬆胸小肌與提肩胛肌，並衛教腹式呼吸法。當下做完，病人就感到症狀大幅改善。

由上述例子可知，並非腰痠背痛才屬於復健科範疇，胃食道逆流依復健的觀點切入，即是一個「全人」的概念。正所謂牽一髮而動全身，談到胃食道逆流的周全治療，不能單看胃與食道，也需要考慮到鄰近構造。食道旁由橫膈膜包覆，而橫膈膜源自於胸骨部劍突、肋骨部第 7 ～ 12 肋骨與肋軟骨、第 1 ～ 3 腰椎及內外側弓狀韌帶，因此整個肋骨骨架的外翻前傾，甚至更為嚴重的雞胸與漏斗胸，都將影響胃腸系統運作與心肺功能。

　　肋骨骨架與胸椎相連，現代人普遍因為工作關係，或3C商品使用過度，長期姿勢不良，胸椎活動度受到限制，駝背加上時常無意識的聳肩與圓胸，故時常有胸悶情形。影響不僅於此，胸椎上下為頸椎與腰椎，胸椎卡住，使得原本應該維持穩定的頸腰椎，被迫過度活動，就產生所謂的脊椎神經壓迫，椎間盤突出等等問題，腰部往下走則與骨盆、下肢相連，骨盆的過度前傾、後仰會壓迫子宮和膀胱而引發經痛、頻尿、胃腸蠕動不佳等問題。胸椎亦與肩胛骨相鄰，進而延伸到整個上肢，因此像是五十肩、旋轉肌袖破裂、網球肘、高爾夫肘、乃至媽媽手等疾患，皆與姿勢不良相關。

　　身體病痛常是息息相關。骨骼關節疼痛常伴隨著內臟器官的問題，甚至受情緒影響。陳淵琪院長是優秀頂尖的物理治療師，完整介紹胃腸道的自我保健，而我從胃食道出發，上下延伸至全身，用「全人」概念切入，讓民眾透過更完整了解胃食道逆流，而能遠離疼痛，迎向健康。

掃描看更多！
胃食道逆流
也需要復健！

胃在哀號 ── 反覆發作的胃疾

不管進食，還是不進食，多數人都曾經因為胃部疾病而受過不少苦，尤其是那些反覆發作，時好時壞，無法一次治癒，甚至需要長期服藥的。即使沒威脅到生命，卻讓人困擾又無助，食欲和情緒連帶受到影響。

 腸躁症：壓力推倒健康的最典型範例

　　臺灣大概有 20% 的人有腸躁症的困擾，甚至被視為文明病的一種。根據統計數據，腸躁症好發於 15 ～ 45 歲的女性，飲食習慣差、壓力大（如考生、上班族等）的人也是好發族群，有睡眠或心理問題的人，更被視為高危險族群。腸躁症就是大腸激躁症（irritable bowel disease，簡寫 IBS），指長期且反覆出現異常收縮等腸道功能性問題，與發炎、細菌或病毒感染等常見的胃腸疾病不同。

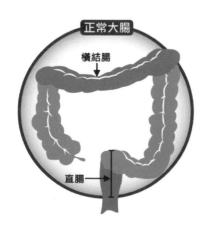
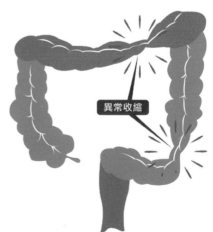

▲ 腸躁症示意圖

為什麼會有腸躁症？

目前仍沒有辦法確切解釋腸躁症的成因，但普遍認為情緒與壓力是引發腸躁症或導致惡化的重要因素。但部分降血糖藥、巴金森氏症藥、麻醉性止痛藥與心律不整藥，亦會使排便習慣改變，引起腸躁症。腸躁症大致分為腹瀉型、便祕型和混和型（便祕又腹瀉）等 3 種。腸躁症檢測通常得先排除大腸癌等其他胃腸道疾病的可能性後，並長時間觀察與大腸異常收縮相關的腹痛、脹氣及排便狀況改變的情形來判斷。

我可能是腸躁症嗎？

若已經排除其他器官的問題與罹癌的可能，但連續（或超過）3 個月，反覆且合併發生 2 個，或超過 2 個以上下列所描述的狀況，就可以初步判斷是罹患腸躁症了。

狀況 1
腹痛或脹氣，但通常排便後就能明顯改善

狀況 2
排便習慣與糞便樣態與過去有所不同

狀況 3
一天腹瀉超過 3 次或一星期便祕超過 3 天

狀況 4
排便需特別用力或有急迫感、排不乾淨感

狀況 5
糞便帶有鼻涕狀黏液，或解出黏液狀大便

如何做可以使腸躁症得到改善？

■ 飲食方面

　　腸躁症患者的飲食調整是首要任務。刺激性食物（如辛香料）、高脹氣食物（如豆類）、不易消化食物（如糯米）少吃。高纖食物的話，腹瀉型腸躁症患者要少吃，便祕型腸躁症患者則要多吃。

■ 心情方面

　　腸躁症是心理影響生理的代表疾病。所以如果想要從根本改善腸躁症，就必須先調適與紓解壓力。另外，要保持規律的生活作息，睡眠充足，放鬆心情，適當運動等。

■ 治療方面

　　有時候腸躁症的困擾，可能使症狀更嚴重。給予藥物輔助治療，對症服用止瀉劑與軟便劑，減少排便困擾，若肚子痛則給予腸道肌肉鬆弛劑，抑制腸道蠕動，減少不適，提升生活品質。

【高脹氣食物】

蔬菜類	水果類	蛋白質類	穀物類
洋蔥、蒜	西瓜	黃豆	麵
高麗菜	桃、李	黑豆	麵包
韭菜	梅、柿	豆漿	黑麥製品
花椰菜	梨子	豆皮	大麥製品
包心菜	蘋果	牛/羊奶	
荷蘭豆	芒果	**堅果類**	**其他類**
碗豆	櫻桃	腰果	蜂蜜
蘆筍	酪梨	開心果	果糖
芋頭	黑莓	榛果	蘑菇
秋葵	大部分乾果		地瓜

【低脹氣食物】

蔬菜類	水果類	蛋白質類	堅果類
葉菜類	香蕉	豆腐	花生
萵苣	柑橘類	豆干	栗子
豆芽	莓果	納豆	夏威夷豆
茄子	鳳梨	起司	核、胡桃
青椒	葡萄	優格	松子
胡蘿蔔	奇異果	**穀物類**	**其他類**
黃瓜	百香果	米	山藥
綠豆	木瓜	燕麥	馬鈴薯
番茄	哈密瓜	大米	楓糖
芹菜	榴槤	米漿	

幽門螺旋桿菌：聞之色變的胃癌前奏曲

胃幽門是胃的出口，也是胃與十二指腸的接口。幽門附近肌肉會幫助胃內容物向下排空至十二指腸，末端括約肌則可以防止十二指腸內容物逆流回胃部。幽門螺旋桿菌喜歡寄生在胃黏液或胃黏膜細胞中，而且一旦住進來，幾乎就會住上一輩子。

透過唾液、被汙染的水與食物傳染

有個說法說，要知道情侶或夫妻感情好不好，只要看有沒有同時感染胃幽門桿菌就知道。這是因為胃幽門桿菌主要是經由唾液與被有菌糞便汙染的水和食物。在同住的情況下，若自身感染幽門桿菌，伴侶被感染的機率為 70%，孩子被感染的機率則為 40%。

約 1 ~ 3%患者會得到胃癌

幽門螺旋桿菌會產生尿素酶（urease）來降低胃酸強度，促使胃部發炎，來讓自己能在不被免疫系統清掉的同時得到養分。即使幽門螺旋桿菌在 1994 年就被世界衛生組織列為第一類的致癌物，但依醫界實際數據顯示，有幽門螺旋桿菌的人，約 8 成只會有症狀不明顯的慢性發炎，僅 1 ~ 3%會得到胃癌。不過，除了慢性發炎與胃癌外，感染胃幽門桿菌還會引發胃潰瘍和缺鐵性貧血等問題。

殺菌治療成功率高達 97%

胃幽門桿菌造成的胃發炎，會間接導致消化不良和脹氣，讓胃酸分泌不穩定。就理論而言，應該會讓胃食道逆流的情形被壓制。但多數專業人士仍建議應該殺菌治療。畢竟胃癌和胃食道逆流的危害差異甚大，兩權相害取其輕。目前醫學技術的殺菌治療有 95 ~ 97%的成功率，臨床上因殺菌而使胃食道逆流惡化的情形也不多。

胃潰瘍：恢復後還是要繼續追蹤

　　胃潰瘍在臺灣的盛行率將近 5%，任何年齡都有可能得病。胃潰瘍（peptic ulcer disease，簡稱 PUD）是消化性潰瘍的一種，反覆發作是最大特色，以前醫療資源有限時，胃潰瘍根本不可能治癒，醫界就有流傳著「一旦潰瘍，終生潰瘍」的說法。

為什麼會得到胃潰瘍？

　　「吃飽之後，突然肚子痛到不行」是胃潰瘍最典型的表現方式，其嚴重程度攸關疼痛程度，有時可能會痛到打滾。不過，胃潰瘍並不是突然就發生的，而是慢慢累積所造成。當胃粘膜一而再再而三的發生糜爛（破皮）卻未能被治療，以致黏膜逐漸變薄，對胃壁的保護力跟著愈來愈差，愈來愈難去承受「胃酸」的侵襲，就會使胃壁出現傷口，輕則不痛不癢，重則嘔吐（血）、胃出血、火燒心、後背中段疼痛，或可能有不明原因的體重減輕等。偏偏胃酸無法停止分泌，這樣的循環也就無法停止。

■ 感染幽門螺旋桿菌

　　幽門螺旋桿菌會在胃的黏膜層生存與繁殖，容易破壞黏膜結構，使黏膜層變薄、胃酸分泌不穩，造成胃壁遭受胃酸腐蝕，引起發炎，日積月累下來就會導致胃潰瘍。這是目前胃潰瘍最主要的病因之一，大約有 7 ～ 8 成患者屬於此類。

■ 服用非類固醇類消炎止痛藥

　　非類固醇類消炎止痛藥引起的胃腸不適，並不是每個人都會發生，但發生率有將近 2 成，嚴重者還可能有出血或穿孔症狀。這類型的藥物（如阿斯匹靈）的副作用是會讓黏膜細胞修復變慢，要是長時間服用就容易在黏膜產生潰瘍傷口。

■ 吸菸與酗酒等不良習慣

吸菸對於胃部的傷害不輸肺部，香菸中的尼古丁成分會影響胃酸的分泌與濃度，使胃粘膜失去保護作用。過量的酒精則會刺激或腐蝕胃腸道的黏膜層，導致發炎、糜爛與潰瘍，甚至出血。不僅菸與酒，吃檳榔也會增加罹患胃潰瘍的風險。

■ 情緒緊繃與壓力過大

一旦感受到壓力，腦垂體就會命令腎上腺分泌激素，促使胃酸分泌，或因自律神經失調而使胃酸與胃蛋白酶分泌增加。若持續處於此狀態，胃黏膜就容易受損，導致糜爛與潰瘍。上班族、當兵入伍或新手媽媽等患者，通常都屬於這類型患者。

胃潰瘍可能是胃癌的表現方式

透過胃鏡檢查就可以知道自己是否有胃潰瘍的情況。在治療上，則會根據胃潰瘍的病因對症下藥。幽門螺旋桿菌所引起的胃潰瘍，就使用抗生素來殺菌。非類固醇消炎止痛藥所導致的胃潰瘍，就會使用抑制胃酸分泌的藥物來降低胃酸對傷口的刺激性。就算治療後病情明顯獲得控制，還是會強烈建議患者要定期回診追蹤。

曾經有一位轉診來的胃潰瘍患者，門診當下由於已經大致治療完成，暫時沒有看到什麼特別的問題，我就開藥讓他帶回去吃，並且特別再三交代他「每隔 3 個月一定要回診追蹤！」不過，我從來沒見他來回診過，就這樣經過了 1 年，再有他的消息時，就聽說他得了胃癌。這是胃潰瘍最可怕的地方，因為即使沒什麼特別情形或症狀，胃潰瘍卻可能是胃癌的表現方式之一。

怎麼吃可以減緩潰瘍的不適？

胃潰瘍患者在飲食上有很多的禁忌，過冷、過辣（如辣椒、生蒜頭等）、過甜（甜食會促進胃酸分泌）與過度刺激（如菸、酒、炸物、可樂、咖啡、濃茶等）等食物，都會加劇病情。但是擔心胃酸分泌讓胃空著，又會影響正常的運作，甚至加重病情，所以選對食物非常重要，好的食物可以減緩病情，並加速傷口癒合，像是香蕉、雞蛋、蜂蜜、牛奶、高麗菜、蓮藕等，都是不錯的選擇。

胃食道逆流：生心理都煎熬的苦痛

案例

2016 年 7 月，北部某事業有成的 71 歲男子，疑似受胃食道逆流所苦，日前又因大腸息肉接受手術，心情降到谷底，一時想不開，竟從 24 層大廈頂樓一躍而下。雖未發現遺書，但男子妻子淚訴，先生長年承受胃食道逆流的病痛與壓力，即使家人給予安慰與開導，仍然無法阻止悲劇發生。

2016 年 9 月，北部地區某 26 歲員警自殺身亡。根據調查，某員警 6 月、8 月曾二度到醫院開胃食道逆流手術，但病況改善很有限，最後似乎因食欲不佳，心情日趨低落，身體逐漸消瘦。事發前，某員警就曾跟同事透露，自己病情嚴重，甚至覺得人生沒有意義，同事有勸他不要想太多，沒想到還是發生憾事。

多數人認為胃食道逆流主要原因和飲食西化、暴飲暴食、沒有運動習慣、肥胖與心理壓力等，拖不了關係。有時，胃食道逆流的病因也相當個人化，舉例來說，光是「賁門鬆弛」就有很多種鬆法。

　　至於會反覆發作的胃食道逆流分成 2 種，一種是「難治型胃食道逆流」，另外一種則是「假性胃食道逆流」。難治型胃食道逆流通常是長期服藥治療都不見改善，約有 3 成患者屬於這種類型。假性胃食道逆流則很可能是其他疾病所導致，因伴隨逆胃食道逆流症狀而被誤解。

　　案例中的 2 個個案，明顯都是屬於難治型胃食道逆流的患者。這類型的患者可能因為賁門太鬆、胃部壓力太大或食道太敏感等身體結構或器官的問題，造成胃食道逆流難以治癒，導致生活極度困擾。嚴重的胃食道逆流影響生活甚鉅，我就常聽過很多患者根本是無法吃東西，有的甚至是進食後要吐出來才覺得舒服，也聽過有的人一躺下就會逆流，所以睡覺根本無法躺平，床鋪形同虛設。

　　有患者竟因此練就一身本領，他告訴我說，乾脆直接「站著睡覺」來避免逆流發生。這樣讓人哭笑不得的主訴症狀，臨床上其實不少見，各式各樣的「特異功能」都有。無論如何，都能聽得出來他們活的多麼痛苦，而且這種苦，沒有胃食道逆流的人是不會懂的。兩位案主肯定都曾經深受其害，且或多或少都有著不被理解的委屈，日積月累下，痛苦超過身體和心靈能夠負擔的界線。更多胃食道逆流的知識與資訊，將在後面章節最更詳盡的說明。

【逐年攀升的文明病】

我是胃食道
逆流嗎？

胃食道逆流的相關
常識與症狀

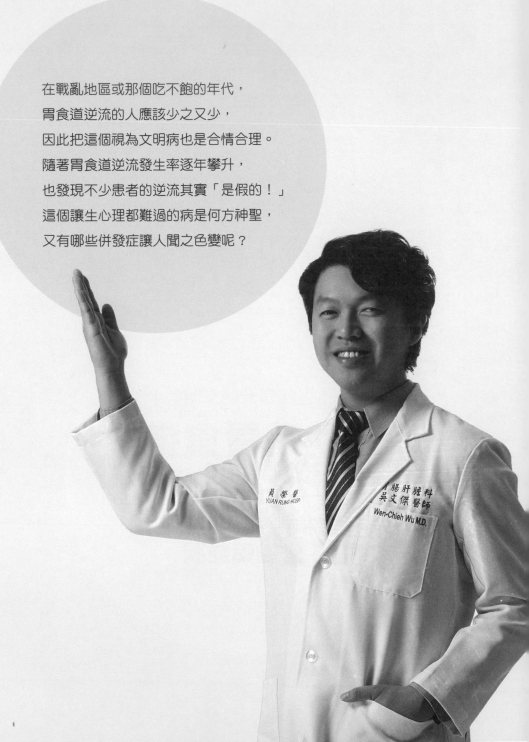

在戰亂地區或那個吃不飽的年代，
胃食道逆流的人應該少之又少，
因此把這個視為文明病也是合情合理。
隨著胃食道逆流發生率逐年攀升，
也發現不少患者的逆流其實「是假的！」
這個讓生心理都難過的病是何方神聖，
又有哪些併發症讓人聞之色變呢？

胃食道逆流的 3 大原因

胃食道逆流指胃酸向上逆流至食道、咽喉，引起食道潰瘍、喉嚨發炎及食道狹窄等問題。食道不像胃有胃黏膜保護，故難以承受胃酸侵蝕，若未積極治療逆流而使食道反覆發炎，會提升罹患食道癌風險。

門太鬆：賁門沒關好，胃酸流向錯亂

賁門太鬆是胃食道逆流的第 1 個原因。「賁門」就是食道與胃入口交接處的括約肌（環狀肌肉組織），是這兩個器官之間的關卡，擔任守門員的角色，負責在人進食與吞嚥時「開門」，讓食物順利從食道運送至胃部，並在食物通過、進入胃部之後「關門」。

賁門關閉的最主要目的，正是在防止胃內容物和胃酸（或消化液），在胃部蠕動的過程中逆流返回食道，因而成功隔絕胃酸或其他消化夜對食道黏膜的傷害。在沒有進食的狀況下，賁門應該是緊閉的。這也是為什麼一般成人即使在飯後平躺或非採正立或正坐姿勢時，胃裡的東西不會返流回食道的原因。

但新生兒就不一樣了。因為他們的賁門發育還不夠完全，食道下括約肌的力量仍然不足，無法閉合完全，以致奶和胃酸一個不小心就會回流到食道，所以小嬰兒在餵過奶之後，不能馬上平躺或晃動身體，否則就很容易吐奶（溢奶）。不過，食道括約肌的發育會愈來愈強，再長大一點就不會有這種困擾了。

一般人最能感受到賁門的開啟，除了吞嚥，就是打嗝的時候。打嗝可以適度紓解胃部的壓力。不過，打嗝次數過於頻繁，導致賁門常處開啟狀態，還是會有胃食道逆流的情形發生。若賁門的緊閉度、肌力等功能都正常，只要停止打嗝，逆流症狀就會跟著消失。

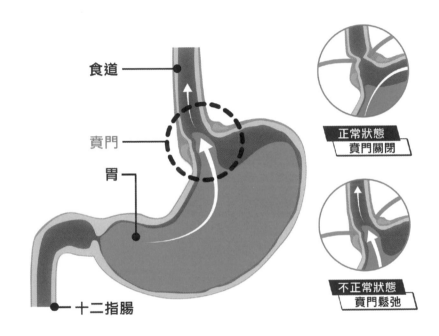

食道

賁門

胃

十二指腸

正常狀態
賁門關閉

不正常狀態
賁門鬆弛

▲ 胃食道逆流示意圖

可恢復的賁門鬆弛

臨床上，許多病患下食道括約肌壓力在 13mmHg 至 43mmHg 間，雖不到下食道括約肌無力程度，仍屬輕微無力。括約肌長短會受胃部膨脹的影響，正常括約肌長度約為 3 至 5 公分左右，但胃脹大時，括約肌會變短，變短的括約肌加上偏低的括約肌壓力，賁門閉合就變得相對困難。但只要稍微消化（胃膨脹度縮小）就會緩解。

不可恢復的賁門鬆弛

如果是食道下端括約肌無力或橫膈膜變形造成的賁門鬆弛，就屬於不可恢復的。由於賁門長期鬆弛、關不緊，胃食道逆流情形通常相對嚴重，因而頻繁地胃脹氣、消化不良，或肚子稍微受到擠壓、用力咳嗽時，食物和胃酸就向上衝回到食道和咽喉，因而經常性發炎、疼痛，甚至潰瘍。這是賁門功能上的障礙，吃藥的話僅能緩解症狀帶來的不適，改善程度很有限，一般建議透過手術治療的效果較佳。

 ## 壓力大：腹部加壓，食物被推回食道

情緒過度緊張，會使交感神經過度緊繃，胃腸無法正常運作，導致胃腸病症，包括胃食道逆流反覆發生。但接下來要說的是生理上的壓力，當胃部壓力偏高，蠕動時容易把胃酸或食物往上推擠。

胃部壓力偏高的原因有很多，包括肥胖者（尤其男性腰圍大於或等於90公分、女性腰圍大於或等於80公分）、懷孕婦女等都是。外力也可能造成腹壓升高，這種狀況最常發生在重訓或健身時，尤其進行腹部或核心訓練。此外，衣服太緊、沒彈性，或擠壓胃部的動作，都可能因為消化不良、產生脹氣而發生胃食道逆流。

肥胖者腹部脂肪多，一不注意就會擠壓胃部，像是彎腰綁鞋帶這種再平常不過的動作都可能發生逆流。懷孕婦女隨著胎兒愈來愈大，子宮向上頂住胃部情況加劇，腹壓跟著上升，加上孕期分泌的黃體素（progesterone）會讓賁門功能減弱，以致胃食道逆流發生，但通常生產後就會恢復。

若有慢性胃炎、糖尿病等慢性疾病造成胃排空問題，或喜歡油膩油炸食物與多肉少蔬果的飲食模式、感染幽門螺旋桿菌等，都會加重逆流的病情，後續在進行治療時，都需要同時觀察與調整，才能治標又治本。

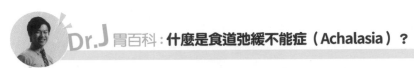

Dr.J 胃百科：什麼是食道弛緩不能症（Achalasia）？

在未進食、賁門收縮的狀態下，食道括約肌的壓力平均為 13mmHg 至 43 mmHg，低於 10 mmHg 就算無力，但若連吞嚥都維持在 15mmHg 以上、無法放鬆，也是一種病態，被稱為食道弛緩不能症（Achalasia）。

▌症狀

食道弛緩不能症早期會伴隨著食道收縮不同步而無法有效將食物推進胃裡的問題，晚期則因為食道長期被撐開，整段食道無力而引起食道脹大如大腸。還可能因為食物卡在食道、無法下到胃部而嘔吐，最後可能由於無法進食，體重下降，成為標準紙片人。

▌治療

食道弛緩不能症早期診斷治療，效果都相當好。由於很多症狀和胃食道逆流類似，經常被誤診為胃食道逆流而長期服藥卻無效。目前治療食道弛緩不能症以手術為主，包括內視鏡氣球擴張術及經口內視鏡肌肉切開術（Peroral endoscopic myotomy，POEM）

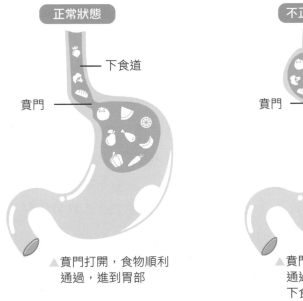

正常狀態

下食道

賁門

▲賁門打開，食物順利
通過，進到胃部

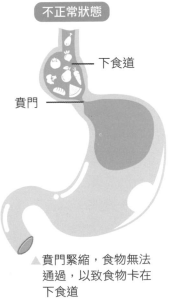

不正常狀態

下食道

賁門

▲賁門緊縮，食物無法
通過，以致食物卡在
下食道

跨科會診・終結胃食道逆流

106

太敏感：一點胃酸都受不了的敏感型食道

事實上，每個人在正常狀態都會有胃酸逆流的情形，每天大約 40 次左右是可容許範圍。在這種頻率下，大多數人是沒有任何症狀，也不會感覺到不舒服。食道過度敏感的人，雖然每天逆流的次數與頻率，跟正常人沒兩樣，但是因為食道敏感，即使只有一丁點胃酸回流都承受不了。

另外，有一種患者是逆流次數沒有異常，食道、賁門和胃部等消化管道或器官也沒有問題，甚至根本沒有逆流現象，但老是覺得自己身體有狀況，以至於常因病症與胃食道逆流相似而被誤診，這種就是所謂的「功能性火燒心」。

功能性火燒心目前病因不是很確定，但多半與食道敏感有關，這種情形最常發生在睡眠品質不佳、情緒憂鬱或焦慮、停經症候群或Ａ型人格特質的人身上。Ａ型人格的主要特點為強烈的不安全感與急躁的個性，喜愛追求成就與他人認同，緊繃的生活形態讓生心理都出現狀況。這樣的患者在被鑑別出來之後，通常會與身心科一同會診。

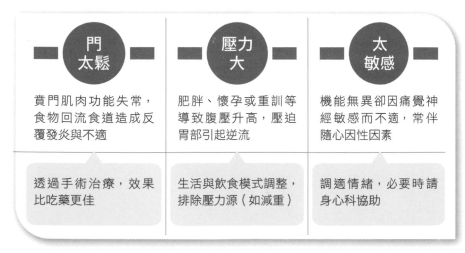

胃食道逆流的 3 大原因比一比

門太鬆	壓力大	太敏感
賁門肌肉功能失常，食物回流食道造成反覆發炎與不適	肥胖、懷孕或重訓等導致腹壓升高，壓迫胃部引起逆流	機能無異卻因痛覺神經敏感而不適，常伴隨心因性因素
透過手術治療，效果比吃藥更佳	生活與飲食模式調整，排除壓力源（如減重）	調適情緒，必要時請身心科協助

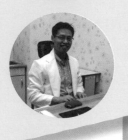

現職
·員榮醫院身心
科醫師
·員生醫院身心
科醫師

專長
各種身心症狀
及自律神經失
調、情緒管理
與減壓治療、
失眠、焦慮、
恐慌、憂鬱、
躁症、酒精或
藥物成癮、個
別心理治療、
精神藥物治療

難治型的逆流
可能是心病

　　就正常人而言，晚上的胃食道逆流原本是一個貼心的
生理設計，當胃酸跑到食道，會讓人快速醒來、增加吞嚥
次數，避免胃酸長時間的停留在食道，甚至嗆到肺部去等
後續傷害。

　　不過，對於嚴重胃食道逆流的患者而言，這個貼心的
設計反而變成一種折磨，雖然晚上逆流的頻率比白天少，
但不舒服的感覺卻比白天更顯著。這也是為什麼有很多胃
食道逆流的患者都會有睡眠問題。

　　難治型的胃食道逆流患者，除了睡眠問題，還必須評
估有無身心科相關疾病，包括恐慌症、廣泛性焦慮症、憂
鬱症等，尤其是相關檢查顯示逆流已得到控制，卻不斷感
覺有症狀的患者，更要多加留意。

治不好的逆流與身心科疾病

根據臨床勘查，部分治不好的胃食道逆流患者，可能有心情或情緒上的問題。最新的醫學研究與實證論文報告證實，這些難治型的胃食道逆流患者，約有 25 ～ 30% 有精神科所謂恐慌症的診斷，廣泛性焦慮患者則有 30 ～ 50%，甚至有 20% 患者伴隨輕微憂鬱症症狀。

■ 恐慌症

恐慌症的表現症狀非常多樣化，可以說是從頭到腳都有，包括頭沉甸甸的，像是戴了很重的安全帽，或感覺頭皮發麻。或類似胃食道逆流症狀的喉嚨有卡球感，吞不下去又吐不出來，還有胃脹、反胃與胃酸倒流的感覺。或心悸、胸悶等心臟科症狀，檢查後心臟卻沒有問題。另外，像是手麻、腳麻、盜汗等，若各科部檢查後都沒有問題，就應該合理懷疑是不是自律神經失調所造成。

■ 廣泛性焦慮症

在臺灣廣泛性焦慮症人口不少，若是不正視與積極治療，短期可能會影響工作、人際關係與生活品質，長期下來可能會導致憂鬱症，帶來更嚴重的問題。廣泛性焦慮症常合併肌肉緊繃或痠痛、失眠或有睡眠障礙，此外，喜歡胡思亂想，有杞人憂天的性格，有時候，明明跟自己沒有直接關係，卻不斷地去探究思考。

■ 憂鬱症

　　憂鬱症是一種精神疾病。即如字面上的意思，罹患憂鬱症的人可能會情緒低落，持續有悲傷感，對任何事情都提不起勁。個性上也會有所改變，家人或朋友會覺得患者似乎變了一個人。另外，胃口會變差，食欲明顯下降，還會有較為嚴重的失眠困擾。

　　在此要特別提醒的是，並不是每一個治不好或難控制的胃食道逆流患者都有身心方面的疾病，而是應該要從表現症狀與造成生活多少困擾來判斷，像是胃食道逆流的嚴重度、對胃藥反應的程度等。一般而言，假設已經做了相關的檢查（如胃鏡等），結果顯示胃食道逆流已經有好轉或得到控制，患者的主觀感受卻認為症狀並沒有停止或改善，就要考慮轉介精神科或身心科了。

自律神經失調要補充血清素

　　自律神經失調是一種通俗的講法。對應傳統中醫觀點，會說是腦神經衰弱，西醫則是普遍把某些特定症狀稱為自律神經失調。在精神科的正式診斷中，並沒有這個疾病名稱，而是用來泛稱恐慌、焦慮等病症。所以自律神經失調所使用的藥物，其實和治療憂鬱症與焦慮症是差不多的。

　　有身心症狀的胃食道逆流患者中，經常性會合併腦部血清素的缺乏。血清素主要是掌管一個人的情緒與動力，缺乏者很容易莫名感到低落。就像女性若缺乏女性荷爾蒙的話，會出現更年期的症狀一樣，一個人一旦體內血清素不足，容易出現明顯的焦慮感與憂慮感。故在藥物治療上，會首重補充血清素。

在面對難治型的胃食道逆流患者時，胃腸科醫師有時也會酌量給予血清素的藥物，以達到補充效果，提升患者的愉悅感、降低對於逆流症狀的敏感度。目前為止，血清素的藥物選擇非常多，沒有所謂好或不好。每個人對於藥物的感受度都不同，即使對某種（某廠牌）的血清素藥物無感，不表示治療就無效，千萬不要失去信心。

透過食物也能補充血清素，像是雞肉、紅肉、巧克力、香蕉與堅果類等，都富含大量血清素。雖然這些食物很普遍，但並不是每一種都適合胃食道逆流的族群，像是巧克力與香蕉就是逆流者的禁忌，萬一為了提升血清素卻加重逆流就得不償失了。

更何況食物中的血清素含量有限，若已經明顯缺乏，還是建議靠藥物來補足劑量。一般建議至少進行 3 個月的療程，效果最好。另外，大量論文資料與臨床經驗顯示，規律運動是補充血清素最優質的選項。

【補充血清素的 3 個方法】

食物
雞肉、紅肉、巧克力、香蕉與堅果等常見食物都富含血清素

藥物
血清素可降低患者對症狀的敏感度。建議至少進行 3 個月療程

運動
規律且適量的運動是補充血清素最優質的選項

調整情緒能有效改善症狀

臨床上碰到的胃食道逆流患者中，有很多是心因性患者。這類患者個性多半是比較急躁、求完美者，因此心理壓力也最大。他們往往都是在緊繃的狀況下進食，同時喜歡邊處理事情邊吃飯，飯後也不會休息，以致壓力爆表，食物往下輸送的能力變差，就容易形成胃食道逆流。這樣的患者必須優先改變生活步調，找到紓壓的方式，病情才能獲得最好的控制。

雖然胃腸道有「第二腦」之稱，擁有自己的自主神經叢，會自行判斷並做出相對應的控制與反應，以利進行消化吸收的功能。但還是會有全身的整合行動。壓力、情緒都會有所影響，透過自律神經的交感神經轉變成亢奮或低下，導致胃腸蠕動變化，連帶影響消化作用。

尤其受到緊張、焦慮或突發性的變故時，神經系統還是會影響胃腸蠕動和消化液的分泌，除了會導致火燒心、喉嚨卡卡等胃食道逆流症狀外，還可能出現消化不良、食欲不振、腹脹、腹痛等問題，甚至會發生因為胃酸分泌問題引起的胃腸其他症狀。

胃是能夠反應情緒的器官，心情不好、過度緊張時，會吃不下是心理影響生理的最佳例子。建議胃食道逆流患者要正向思考，盡可能放寬心。每個人面臨的事情都很多，永遠做不完的人很多，只要能把握當下的事情，其他的就不要放在心上了，否則，壓力和胃食道逆流都永遠會如影隨形。當然，若有必要可以求助身心科。

睡眠障礙會加重胃食道逆流

睡眠睡得好，胃食道逆流真的會同步改善。不過，有很多胃食道逆流患者，會來門診抱怨，說自己晚上沒辦法睡覺，枕頭愈墊愈高，還是覺得有胃酸往上衝，半夜還會被嗆到咳嗽而醒過來，睡眠品質極差，造成神經衰弱，甚至有焦慮、恐慌和憂鬱症的問題。

就診斷的準則來說，一天兩天睡不好，並不構成醫學上的失眠，像是因為出國的時差、隔天要大考或面試、短時間過度熬夜而睡不著等，都能在適應後自然改善。醫學上認定的失眠，必須達到一段時間都難以入睡，或入睡後不斷地醒來，或凌晨醒來就睡不著，而且嚴重影響白天的精神狀態，讓人感到不舒服。

若屬於長期失眠的困擾，很可能就是伴隨其他身心科疾病的病態型失眠，建議要尋求專業協助，並積極配合治療。若是偶一為之的睡眠問題，可以嘗試透過以下 5 個方法來改善：

① 有睡意時再躺上床，不要躺在床上等睡意

② 躺 20 分鐘還睡不著，就起身去做別的事（如背英語單字）

③ 避開就寢前的小睡片刻（若真的很累就提早入睡）

④ 即使半夜醒來也不要看時鐘（愈看只會愈擔心）

⑤ 不要透過酒精來助眠（因為就算睡著也會睡不好）

掃描看更多！
失眠與夜間
逆流的關係

2-2
引發逆流的 4 種胃食道變形

大概有 30% 的患者，經歷無數次的胃鏡檢查，吃了數以千計的胃藥，逆流症狀卻始終如一，這是因為胃食道逆流的病因，可能非常的獨特，若沒有個別化的治療計畫，可能很難找到究竟是哪裡出了問題。

 胃食道逆流有這麼複雜嗎？

> **案例**
>
> 某天門診時，一位微胖的中年婦人，我叫他陳姐，剛進門就抱怨起自己身體狀況。她說，早上起床都還好好的，卻老是在吃飽飯後，覺得胸口熱熱、喉嚨卡卡，情況持續好幾年了，尤其是在下午到晚上這期間最嚴重。
>
> 問診得知陳姐本身沒有抽菸、喝酒，但大部分時間吃飯都吃得很快。透過胃鏡檢查，我發現她的胃跟賁門口都相當正常，食道也沒有看到明顯灼傷，但因為症狀相當典型，我還是開給她一天一顆的氫離子幫浦阻斷劑，減少她的胃酸分泌，並提醒她吃飯務必細嚼慢嚥，降低每餐的食量。
>
> 兩周後，陳姐開心地回診，說多年來的症狀都消失了，還帶了隔壁鄰居太太林姐一起來。林姐的症狀嚴重多了，無論有沒有吃飽，早上還是晚上，整天都覺得胸口悶，而且常有酸水直接衝到嘴巴。一躺平就不舒服，甚至睡沙發睡了很多年，床根本裝飾用的。吃不好，睡不好，人變得很鬱卒。
>
> 我替林姐安排做胃鏡，才發現她是屬於永久性賁門鬆弛，同時有橫膈膜疝氣（胃向上滑脫）的情形，藥物只能緩解，想要根治的話，還得進一步做手術才有可能。兩位大姐聽我解釋完，疑惑地問我「胃食道逆流不是就一種病，有這麼複雜嗎？」

是的，胃食道逆流就是這麼複雜。胃食道逆流的成因有時候相當個人化，症狀和治療過程也很不一樣，光是「賁門鬆弛」就有很多種鬆弛法。因此，唯有適切的治療，才能協助病患脫離困境。換句話說，每個人的胃食道逆流都是獨特的，想要改善或痊癒，就需要先了解：究竟是哪裡出問題。

絕大部分的患者，都像案例中的陳姐這樣，雖然有自覺的症狀，但實際上卻沒有「異於常人」的症狀，通常開藥和衛教一下，回去定時吃藥、調整作息或不良習慣後，就會有明顯的好轉。但是有大約 3 成的患者，則會像林姐那樣，無論再怎麼乖乖聽話，就是一直都好不了，全省名醫看透透，還是沒有用。接下來，大概就是自我放棄，與胃食道逆流共存，勉強接受沒醫可救的狀況。不過，由於嚴重影響生活品質，有的人可能因此憂鬱纏身或無法工作。

其實，好不了的胃食道逆流，並不是真的好不了。因為胃食道逆流雖然有複雜的一面，但只要耐性找出病因，還是可以進行有效的治療。如上述案例中的林姐，是橫膈膜疝氣造成的永久性賁門鬆弛，手術加上藥物控制，就可獲得良好改善，甚至治癒也不成問題。

橫膈膜裂孔與食道的合作關係

橫膈膜位於胸腔與腹腔交界處，可以避免腹腔的器官（如胃、腸）跑到胸腔去，其他功能包括幫助氣體交換和呼吸，或藉由提高腹內壓力，協助人體順利排出嘔吐物、糞便與尿液。橫膈膜在食道處有一個空隙能讓食道穿過去，稱為「橫膈膜裂孔（hiauts）」，其位置在食道與胃的交接口。未進食的正常狀態下，橫膈膜會對食道施壓，防止胃食道逆流。

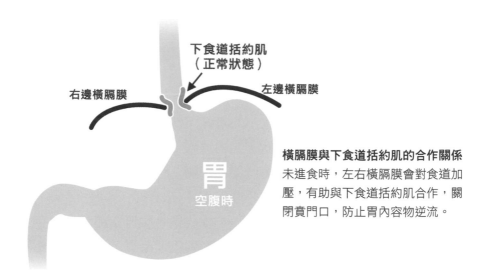

下食道括約肌
（正常狀態）

右邊橫膈膜

左邊橫膈膜

胃
空腹時

橫膈膜與下食道括約肌的合作關係
未進食時，左右橫膈膜會對食道加
壓，有助與下食道括約肌合作，關
閉賁門口，防止胃內容物逆流。

什麼是橫膈膜裂孔疝氣？

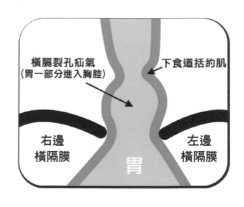

橫膈裂孔疝氣
（胃一部分進入胸腔）

下食道括約肌

右邊
橫隔膜

左邊
橫隔膜

胃

　　若橫膈膜裂孔過大，大到無法維持
胃或食道的位置，原本應該在橫膈膜下
方的胃，就會穿過過大的橫膈膜裂孔，
跑到橫膈膜上方，形成「橫膈膜裂孔疝
氣（hiauts hernia）」的症狀。

　　這個症狀在吸氣時，感受最為明顯。因為當胸腔吸入空氣時，橫膈膜
本來就會下降，以增加胸腔的空間，裝進最多的空氣量，此時也會因為腹
壓升高，使胸部產生一股吸力，將本來應該在腹腔的胃，往上吸到胸腔裡
去。

誰是橫膈膜裂孔疝氣的高危險群？

一般來說，橫膈膜裂孔疝氣主要會發生在 50 歲以上，因為年紀漸長之後，裂孔附近的肌肉會逐漸退化，導致裂孔變大。除此之外，還有一些非老化所造成的常見因素，包括做重量訓練、長期咳嗽、肥胖、劇烈嘔吐等。有一些橫膈膜裂孔疝氣的病患，則是開過食道或胃部手術引起的。總之，大部分都是後天造成，只有少數是先天性原因。

如何知道自己有沒有橫膈膜裂孔疝氣？

橫膈膜裂孔疝氣不只會有胃食道逆流的表現，常會伴隨胸悶、氣喘等症狀。透過胃鏡檢查，就能看得出來有無橫膈膜裂孔疝氣。有些情況比較嚴重的患者，用上消化道鋇劑攝影或其他影像檢查也能診斷出來。常見的橫膈膜裂孔疝氣除了有滑脫性疝氣、食道旁疝氣、綜合型疝氣之外，還有一種情形是裂孔大到連大腸也滑脫到胸腔的狀態，嚴重時，可能會造成呼吸困難。

引發逆流的 4 種胃食道變形

變形 1：吃飽撐著的暫時性賁門鬆弛

　　基本上，暫時性賁門鬆弛患者本身的下食道括約肌力量與長度都沒有什麼問題，也沒有橫膈膜開口過大或橫膈膜疝氣，多半是暴飲暴食、胃蠕動遲緩、消化不良或吃太多甜食引起胃脹而導致。這些情形都容易使胃部像吹飽氣球般脹大，導致賁門口的下食道括約肌變短。

　　正常狀態下的下食道括約肌大約 3 ～ 5 公分。一般而言，只要下食道括約肌長度短於 2.7 公分，就很可能影響關閉賁門口的作用，括約肌愈短愈有關不緊的問題，愈無法鎖住胃裡的食物與胃酸。當胃的食物或氣體噴發到食道，就會引起逆流的症狀，尤其是在坐著或躺著時更為嚴重。另外，若食用巧克力、薄荷或抗組織胺等藥物（如抗過敏藥、高血壓藥物、安眠藥等），則會使鬆弛症狀加重。

　　臨床統計上，大約有 4 成的胃食道逆流患者，屬於這種暫時性賁門鬆弛。我常笑稱短暫性賁門鬆弛是「吃飽撐著」的變形，患者多半是在吃太飽後才有明顯的症狀，待 1、2 個小時過去，胃部的食物消化得差不多，胃部恢復正常的大小、食道括約肌長度變正常，逆流警報就解除了。

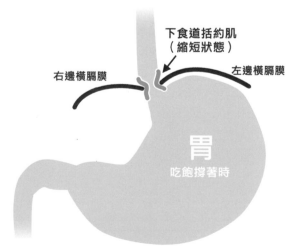

下食道括約肌
（縮短狀態）

右邊橫膈膜　　　　左邊橫膈膜

胃
吃飽撐著時

吃飽撐著的暫時性鬆弛
吃飽而胃部脹大時，易使下食道括約肌縮短，影響賁門關閉功能，引發逆流。但多半在消化差不多後就能改善。

➕ 變形 2：甜甜圈型的永久性賁門鬆弛

　　永久性賁門鬆弛跟暫時性賁門鬆弛最大的不同，就是即使很努力調整飲食的方式了，能改善的程度還是相當有限，幾乎很難完全斷藥，就像慢性病一般，必須定期且經常性地回診，找醫師拿藥吃，才有助於症狀的緩解。沒有吃藥的話，就根本沒法「吃飽」，因為一旦吃飽，逆流就會找上門。不過，除了長期吃藥外，現在還可以選擇透過手術的方式來治癒，做更有效果的控制。

　　常見的永久性賁門鬆弛可以分為 3 種。永久性賁門鬆弛之一稱為「沒有橫膈膜疝氣（胃向上滑脫）的永久性賁門鬆弛」，大約有 3 成胃食道逆流的患者是屬於這種類型。若從食道往賁門俯視，這類型患者的賁門口永遠門戶大開，就像甜甜圈中間的那個洞，沒有真正關緊過。若是把胃比擬成一個杯子，當這個杯子裝了水，卻沒有蓋蓋子或蓋子上有一個洞，那不用說傾倒，水杯稍微搖晃一下，水就會溢出來了。

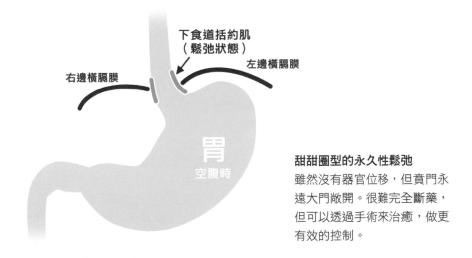

下食道括約肌
（鬆弛狀態）

右邊橫膈膜　　　　　　　　　　左邊橫膈膜

胃
空腹時

甜甜圈型的永久性鬆弛
雖然沒有器官位移，但賁門永
遠大門敞開。很難完全斷藥，
但可以透過手術來治癒，做更
有效的控制。

變形 3：胃食道往上跑的永久性賁門鬆弛

所謂「胃食道往上跑的永久性賁門鬆弛」就是指本來應該在橫膈膜下方的胃向上滑脫，跑到食道的位置，大約有 2 成患者屬於這種類型。由於器官整個移位，逆流症狀通常比其他類型嚴重，很難單純使用特定藥物來控制，目前需要透過「雞尾酒療法」才有治癒可能。

所謂的雞尾酒療法，就是指同時間使用多種藥物來治療。用來治療胃食道逆流的藥物非常多元，有氫離子幫浦阻斷劑、第二型組織胺阻斷劑、海藻酸鈉、黏膜附著保護劑、制酸劑、胃腸蠕動劑、神經感受性調節劑與食道括約肌收縮劑等。對於比較棘手的狀況，醫師通常會根據個人化的病因與不同的治療過程給予不同的藥物組合，我把這種方式稱為「胃食道逆流的雞尾酒療法」。不過，藥要有效，也需要病患配合才行。

橫膈膜疝氣的永久性賁門鬆弛的逆流症狀通常偏嚴重，常可能併發胸口痛、灼熱感明顯或食道持續灼傷，這些很容易引起食道狹窄，或因持續胃酸逆流到氣管造成肺炎。若已經嚴重影響到生活品質，多半會建議接受內視鏡手術或外科手術。

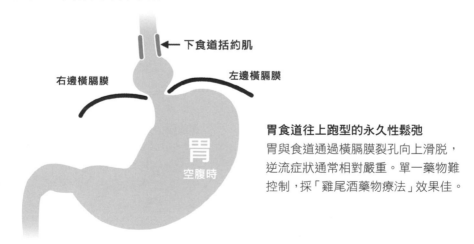

胃食道往上跑型的永久性鬆弛
胃與食道通過橫膈膜裂孔向上滑脫，逆流症狀通常相對嚴重。單一藥物難控制，採「雞尾酒藥物療法」效果佳。

變形 4：食道旁疝氣的永久性賁門鬆弛

最後一種永久性賁門鬆弛稱為「食道旁疝氣的永久性賁門鬆弛」。這類型患者的賁門或食道雖然沒有向上滑脫到胸部（胃食道位置無異常），不過，因為橫膈膜裂孔實在太大了，使得部分的胃（胃底）從裂孔處往上滑脫。一般而言，可能不會太明顯的胃食道逆流情形，但由於胃部整個往上位移，患者常會感覺上腹部脹脹的、不舒服。這是可以藉由手術治療來矯正的。

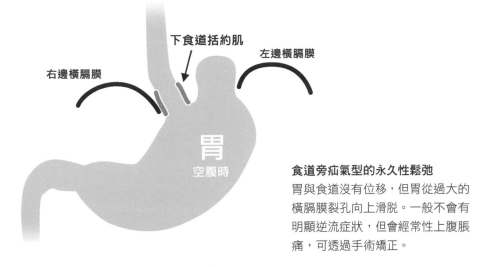

食道旁疝氣型的永久性鬆弛
胃與食道沒有位移，但胃從過大的橫膈膜裂孔向上滑脫。一般不會有明顯逆流症狀，但會經常性上腹脹痛，可透過手術矯正。

2-3
典型症狀與非典型症狀

「食道胸口灼熱」就是胃食道逆流的兩個典型症狀——火燒心、酸逆流。除此之外，還有 3 個非典型症狀隱藏其中，由於表現出來的很容易跟其他疾病混淆，甚至因為長期忽略而加重病情。

 明明沒有症狀卻可能病情嚴重

案例

　　曾經有一對 40 多歲的夫妻來看診。太太 1 年多前開始覺得飯後常火燒心，喉嚨會突然卡住，連口水都吞不下去，往往要等個十幾分鐘才會緩解。此外，胃部老是脹脹的，胸骨下方還會有刺痛感。由於她沒抽菸和沒喝酒，很擔心是長了壞東西。

　　由於這些症狀都屬於胃食道逆流典型症狀，我照慣例先幫太太做了胃鏡檢查，以確認嚴重度。結果，檢查報告出乎我所意料，她僅是相當輕微的第一級逆流性食道炎。

　　陪太太來看診的先生，言談中提到自己偶爾會胃脹，但頻率很低，也沒有其他特別症狀。倒是太太說先生有口臭問題，刷了牙也沒見改善，引起了我的注意。果然，先生的胃鏡報告結果顯示，雖然胃沒有大問題，食道卻問題大了，下端的賁門完全關不起來，胃酸隨著呼吸反覆地逆流而上。

　　進一步診斷才發現，先生不只有嚴重的第三級逆流性食道炎，而且還有巴瑞特氏食道病變，也就是所謂的癌前病變。先生跟太太都嚇到了，疑惑地問「為什麼明明沒什麼症狀卻食道發炎又癌前病變呢？」

以上案例裡的這對夫妻就是胃食道逆流典型症狀與非典型症狀最好的詮釋。妻子是很典型症狀，像是火燒心、喉嚨卡卡等，都很容易直接聯想到是胃食道逆流所造成。先生之所以會這麼後期才發現，就是因為他呈現出來的屬於胃食道逆流的非典型症狀，因而很難第一時間就確診，甚至一不小心就會被忽視或誤診。

由於胃食道逆流是胃酸刺激或傷害到胃以外的器官所導致，包括食道、咽喉、鼻腔、口腔，甚至是耳咽管等，一般會大致分成食道症狀及食道外症狀，其中食道症狀還會分為典型症狀（火燒心和酸逆流）及非典型症狀（如慢性咳嗽、口臭等）。

多數的胃食道逆流症狀，會在吃飽飯後或平躺下來時，變得更加明顯與嚴重。這是因為處於站立或坐著等上半身挺直的狀態下，透過地心引力的幫忙，能讓逆流的胃酸盡快向下流進胃裡。絕大部分的胃食道逆流症狀都可以藉由服用降胃酸藥物來獲得改善，故也會以藥物有無效果來判斷症狀與逆流有無關聯。

值得注意的是，完全沒有或無明顯症狀的民眾中，暗藏高達 4 成以上的「逆流性食道炎」患者，這樣的現象被稱為「沉默的胃食道逆流」。沉默的胃食道逆流患者中，有很多都是在健康檢查時，才意外得知自己有逆流性食道炎或咽喉炎，由於平常都無聲無息，有的人甚至已經嚴重到食道癌前病變還不自知。

根據研究統計指出，年紀大於 60 歲、男性、有橫膈膜疝氣等患者，對於症狀的感受度相對於其他族群是比較不敏感的，這類型病患由於敏感度偏弱，往往是嚴重併發症的高危險族群。至於肥胖是否會影響感受能力，目前尚未有定論。

典型症狀與非典型症狀

典型症狀：火燒心、酸逆流

胃食道逆流的典型症狀，通常指的是胃酸逆流導致的食道內不適，主要有火燒心和酸逆流（胃溢酸）等2個症狀。其中，火燒心是最常見、最典型的胃食道逆流症狀，也就是胃藥廣告說的「食道胸口灼熱」，尤其在下胸（胃）向上到頸部這個區域，會有強烈的燒灼感，有時還會向上延伸，連帶影響到喉嚨。

酸逆流（胃溢酸）則是指在沒有反胃或沒有嘔吐的前提下，胃裡酸酸苦苦的液體，向上逆流、通過食道與咽喉部，來到口腔裡。有些酸逆流患者的症狀會在夜晚特別顯著。主要是因為睡覺時是處於平躺的姿勢，胃液（或內容物）更能輕易地往食道逆流，狀況嚴重一點的患者，還可能會從睡夢中被胃酸嗆醒。

因此，我多半會建議有酸逆流（胃溢酸）症狀的患者，晚餐要早一點吃完，在睡前2到3個小時內，盡量不要吃任何東西，並強烈要求他們一定要戒掉吃宵夜的習慣，好讓食物能在睡眠（躺平）前消化完畢。此外，睡覺時善用1、2顆枕頭，將頭頸部墊高20公分左右，就有助於減低入睡後酸逆流的發生機率。

以上提到的2種症狀，雖然都是胃食道逆流的典型症狀，但是並非每個患者都會有。根據統計發現，大概有7成的患者會有火燒心的情形，酸逆流則只有6成患者會發生。此外，就算出現了典型症狀，不等於就是罹患胃食道逆流，透過火燒心和酸逆流的診斷率還不到4成。不過，通常一個典型症狀都沒有時，有9成以上都不是胃食道逆流，因此更需要積極找出其他致病原因。

非典型症狀：要優先考慮其他病因

根據統計，有四分之一患者會因非心因性胸痛而優先到心臟科就診，做過許多檢查後才改看胃腸科。值得注意的是，出現這些非典型症狀除了要考慮是否為胃食道逆流外，更要思考是不是有其他病因，常見的包括消化道潰瘍、胃炎、食道及胃蠕動遲緩症等。

胃食道逆流非典型症狀不限於發生在食道內，食道外症狀也不少，如非心因性胸痛、上腹部疼痛、噁心感、經常性打嗝與上腹脹且有被壓迫感，由於和很多病症表現很類似，以致經常被誤診或因此延誤治療。常見的非典型症狀包括慢性咳嗽與氣喘、喉球症、口臭。

慢性咳嗽：感冒、逆流傻傻分不清楚

目前對於胃食道逆流引發慢性咳嗽與氣喘有 2 種說法，一是胃酸逆流的同時，有極少量的胃酸嗆入氣管，使氣管受到刺激而引起咳嗽、有痰，甚至氣喘。另一種情形則是食道與氣管反射性反應所造成，也就是說，當胃酸逆流到食道，刺激到下端食道的副交感神經，造成反射性咳嗽的情形。若平常沒有慢性咳嗽，突然出現咳嗽症狀時，可以參考以下幾個方式，來分辨是感冒，還是胃食道逆流。

沒有病史者 感冒機率高

一般來說，完全沒有胃食道逆流病史和典型症狀的人，務必先去撿查是否為病毒或細菌感染引起的呼吸道疾病。有胃食道逆流病史、近期沒有酸逆流與火燒心等典型症狀，卻咳嗽持續一整天，並且有疲累甚至發燒，更要懷疑是病毒或細菌感染引起的呼吸道疾病。

有病史者 胃食道逆流機率高

有胃食道逆流的病史，也有典型症狀發生，而且躺著或晚上咳得特別嚴重，若沒有疲累、發燒等其他現象，則可以初步判斷是胃食道逆流引起的非典型症狀，建議到胃腸科做進一步的檢查。本來就有慢性咳嗽，又以平躺或晚上睡覺時比較嚴重，若沒有特別疲累感或發燒情況，且伴隨有酸逆流與火燒心等典型症狀時，即使不確定有無胃食道逆流病史，亦可以優先考慮症狀為胃食道逆流所引起。

毫無頭緒者 先排除呼吸道感染

毫無頭緒、不知道該如何是好的話，那就先看一般內科門診，如耳鼻喉科或胸腔科，目的是要先排除呼吸道感染症，特別是有黃痰的病患更要留意。至於有白痰的病患，很可能是病毒性感染，尤其是流感病毒。若就醫後兩周，遵循專科醫師建議並持續治療仍未改善，則不妨至胃腸科檢查，看看是否為胃腸道問題。

喉球症：說話沙啞，喉嚨卡卡

胃食道逆流導致喉嚨不適的情形很常見，其中，說話沙啞、有卡卡的感覺與三不五時就需要清痰等，又被稱為「喉球症」。喉球症通常是在沒有其他因素導致吞嚥困難，喉頭卻卡卡的，有時連嚥口水都有難度。

隨著嚴重程度不同，「卡」住東西的感覺也不一樣，輕微可能像是卡著一顆小藥丸，嚴重一點會彷彿卡住一顆乒乓球。這是因為胃酸逆流到聲帶或氣管之後，沒有相關的肌肉可以協助胃酸排掉所致，只要一周超過三次以上的嚴重逆流，就有很高的機率引起聲帶與咽喉紅腫，從喉球症演變為「逆流性咽喉炎（LPR）」。

口臭:唾液分泌多,早上最嚴重

嘴裡有苦鹹味與難以改善的口臭,也可能是胃食道逆流的食道外非典型症狀。口腔裡之所以有苦鹹味產生,最主要的原因是唾液腺受逆流到食道的胃酸刺激而大量分泌,以致口腔常無來由的有又苦又鹹又酸的水。

造成口臭的原因很多,舉凡睡眠不足、壓力大、重口味飲食都是,但多半都能在適度調整作息與習慣後,改善症狀,解除危機。要是以上原因都排除了,卻長期有口氣不好的問題,就很可能是其他口腔、鼻咽或腸道的疾病導致的口臭。

胃食道逆流也是口臭的元凶之一,這類型的口臭通常在早上情況最嚴重,這是因為從胃裡逆流而上的食物混和胃酸,常會伴隨難聞的氣味,衝上口腔後味道更加明顯。此外,若反覆地逆流使逆流物侵蝕牙齦而發炎,或導致口腔乾燥等現象,都會加重口臭的程度。

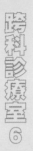

現職
· 亞洲大學附屬
  醫院頭頸外科
  主任
· 陳亮宇耳鼻喉
  科診所院長

專長
耳鼻喉及頭頸
外科、顏面整
形重建外科、
頭頸部腫瘤、
顏面整形、鼻
整形、鼻部
疾病治療與手
術、睡眠呼吸
中止症診斷與
治療

難治榜上出名的「慢性咽喉炎」

耳鼻喉科醫師永遠是胃腸科醫師的好戰友，目前胃食道逆流門診中，因為「喉嚨卡卡」前來就診的患者愈來愈多，除了是耳鼻喉科醫師轉介外，很大一部分是受近期電視節目衛教的正向影響效果。不過，這些「卡卡族」也常是胃腸科醫師的地雷題，因為這個族群裡藏著許多假的胃食道逆流症，包括心理性因素。

就連從事耳鼻喉頭頸外科醫師多年的陳亮宇醫師，都不諱言「慢性咽喉炎」絕對數得上難治疾病的前幾名。畢竟喉嚨卡痛的不適感，比感冒、過敏等疾病更令人難受，因為感冒只會不舒服幾天，過敏可能在特定幾個季節，慢性咽喉炎卻會困擾病人數月甚至數年之久。

什麼是「慢性咽喉炎」？

慢性咽喉炎與長期喉嚨不適幾乎可以畫上等號。老是覺得喉嚨卡卡、搔癢或好像有顆球卡在喉嚨，想吞吞不下去，想吐也吐不出來，偶爾還會聲音沙啞，動不動就咳嗽等，都可能是慢性咽喉炎的表現。但「喉嚨不舒服的感覺」很主觀，患者的主訴可能是：喉嚨有異物感、咳嗽咳不停、喉嚨搔癢或緊緊卡卡痛痛的。或許，臆球症（喉嚨卡著一顆球似的，壓住喉嚨不舒服吞不下去，也吐不出來）這個名詞能夠更貼切解釋病人的感受。

很多慢性咽喉炎患者，起初會以為只是喉嚨發炎。當狀況一直沒改善，就會以為長了什麼壞東西，到處求醫。一旦檢查不到病因，就會愈來愈慌張，還可能因為心理作用覺得愈來愈嚴重。這種時候最需要搭配患者病史主訴與門診檢查，才能找到蛛絲馬跡。最後的答案，往往讓患者大呼意外。

長期喉嚨不舒服要做什麼檢查？

慢性咽喉炎肇因不是那麼單純。當喉嚨受到不應該出現在喉嚨的胃酸、消化液、黏稠鼻涕、扁桃腺結石等外在刺激，致使黏膜或淋巴組織出現慢性發炎，都會讓人有喉嚨卡卡、怪怪、聲音沙啞或慢性咳嗽的症狀。慢性咽喉炎會因為成因不同，治療方法也天差地別。

當喉嚨不舒服而就醫時，醫生除了需要做詳細的病史詢問（如發生時間長短、頻率、什麼時間點特別嚴重、飲食與生活習慣、不適的程度等）外，必要時，會透過儀器，更透徹地檢查鼻、咽、咽喉等位於喉嚨周圍的器官，找出最可能的肇病原因。

病史可以歸納出喉嚨不適的可能原因，並依需要接受如經鼻內視鏡檢查、頭頸部放射線檢查，如果懷疑有睡眠呼吸中止症，可能還需要安排多功能睡眠檢查。另外，根據症狀的不同，耳鼻喉科醫師常會與胃腸科醫師、身心科醫師進行會診和討論，讓檢查的結果更為準確，抓出造成慢性喉嚨不適的真正原因。

罹患慢性咽喉炎的 6 種可能

■ 胃咽喉逆流：往往比胃食道逆流更嚴重

> **案例**
>
> 　　三十歲的張先生一進門診就說喉嚨卡痰，感覺有顆球梗在喉嚨，狀況將近 1 年了。起初以為是感冒不癒，就去小診所或藥局拿藥吃。吃藥雖然稍微改善，但一停藥又會復發。最近似乎因為壓力較大，症狀開始變本加厲。一問之下，才發現張先生在公司身居要職，每天早上可以不吃早餐，但必灌 1 大熱美式（咖啡）才能工作，而且每周至少參加應酬 2 次，喝酒抽菸樣樣來，應酬後還吃宵夜。

透過理學檢查與內視鏡檢查後，發現張先生有鼻咽部黏膜紅腫現象，且喉嚨勺狀軟骨也有紅腫，聲帶也因為慢性刺激出現水腫，這些症狀都顯示張先生罹患了慢性的「胃咽喉逆流」，也就是胃酸從胃往上逆流，突破

上食道括約肌的阻擋，流到喉嚨。胃咽喉逆流往往比胃食道逆流嚴重。但只要逆流次數在正常範圍內，不太會有明顯症狀。

　　跟食道相比，咽喉結構與表面黏膜脆弱多了（喉嚨黏膜又比胃黏膜脆弱超過 100 倍），一周超過 3 次胃酸逆流到喉嚨，就會產生喉嚨慢性發炎。喉嚨與食道的構造不一樣，所以即使胃酸是通過食道，逆流到喉嚨，也可能不會出現胸口灼熱的症狀。

　　看診結束，我除了開立調理胃部的藥物外，一併提醒要調整飲食與生活模式，盡可能不要接觸菸酒，短期內，咖啡等刺激性食物也要少吃，養成運動習慣與減少熬夜。張先生乖乖配合，過 2 周再回診時，他喉嚨不適的情形已大為改善。

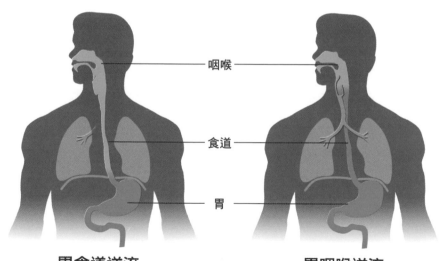

胃食道逆流
胃酸與消化液等向上跑出賁門（下食道括約肌），
而且往上逆流到「食道」裡。

胃咽喉逆流
胃酸與消化液不僅向上逆流到食道，
還突破上食道括約肌的阻擋，跑到喉嚨。

咽喉

食道

胃

■ 鼻涕倒流：改善鼻腔環境來減少症狀

案例

　　29 歲的詹小姐喉嚨搔癢難耐，已經將近 3 個月之久，每次喉嚨一有搔癢感，她就習慣性清喉嚨，可是想清卻清不出來，即使用盡全力，總是有一口老痰卡在喉嚨。透過門診基本檢查後，我發現詹小姐的鼻涕明顯變得濃稠，而且有卡在咽喉部的現象。

　　大部分的人對「鼻涕倒流」肯定不陌生。尤其年紀小的時候，幾乎一感冒，就會鼻涕倒流。但鼻涕倒流其實不算病，而是一種現象。鼻涕分泌是持續性的，1 天可能產生 1,000 ml（比 1 杯手搖飲料還多），萬一遇上過敏或感冒，肯定超過這個量。但大家有想過「那麼多鼻涕跑到哪裡去了嗎？」答案是「倒流」到喉嚨後，隨著口水一起吞下肚。也就是說，我們每天就是不停在鼻涕倒流。

　　正常的鼻涕清澈如水，倒流到喉嚨都不知不覺，但若有過敏、感冒、鼻竇炎等病症，會使鼻水變得黏稠，甚至帶有綠色或黃色的膿鼻涕產生，這時候鼻涕黏性大，很容易卡黏在喉嚨、生痰。

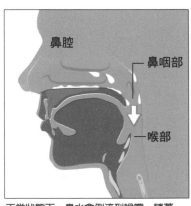

鼻腔

鼻咽部

喉部

正常狀態下，鼻水會倒流到喉嚨，隨著口水一起吞下肚。

　　黏稠的鼻涕可能是鼻腔受到細菌或病毒感染，長時間停留在喉嚨，就容易導致喉嚨卡卡。尤其現代人生活忙碌緊張，壓力大，經常咖啡、菸、酒不離口，容易因水分流失太多引起喉嚨黏膜乾燥、唾液等分泌物變黏稠，都會加重喉嚨的不適感。

若為過敏體質或過敏性鼻炎可以利用適量的抗組織胺與黏液稀釋劑來治療，並搭配類固醇鼻噴劑來改善過敏，要是已經有感染現象（如鼻竇炎），就得服用抗生素來治療了。此外，我很推薦定時做鼻部沖洗來提升鼻子的健康，利用溫鹽水幫鼻腔「洗澡」，過濾髒汙空氣微粒與黏稠鼻涕，對於症狀的改善會有很大的幫助。

再仔細詢問病史，才知道詹小姐在三個月前剛養了一隻小貓，很不幸她對貓毛強烈過敏，雖然每天規律使用抗組織胺來緩解過敏，卻讓鼻涕的含水量變低，濃縮後的鼻涕卡住喉嚨，讓她搔癢難耐。解除過敏原是最有效的方式，果然在詹小姐把小貓送人且透過定期洗鼻子改善鼻腔環境後，不僅不再三不五時發出清喉嚨的怪聲音，工作效率也跟著提高了。

■ 扁桃腺結石：口腔衛生不佳最容易得病

> **案例**
>
> 　　高先生最近一直覺得喉嚨左側有明顯的異物感，偶爾還會有刺痛感，不管是吞飯或用力咳嗽，都沒有辦法把這個感覺用不見，持續半年多了。這期間工作忙，都沒有去看醫生，直到有次刷牙時照鏡子，發現左邊喉嚨有好多白點，以為是什麼不治之症，嚇得直接請假來掛號。還好，只是「扁桃腺結石」，我當場就清除所有肉眼能見的結石，清理完畢後，高先生激動得握住我的手，說「困擾半年的喉嚨不適，居然半分鐘就解決了，真的是神醫啊！」

扁桃腺長在舌根附近、鼻腔與口腔交界處的 2 塊肉，張大口就能看見。扁桃腺是人體免疫系統之一，屬於一種淋巴組織，主要作用是幫助身體對抗感染。由於扁桃腺表面不是平滑的，所以在吃飯後或口腔衛生不佳時，就會產生一顆一顆白白臭臭的扁桃腺結石。

扁桃腺結石跟牙結石一樣，不是真正的石頭，而是一些食物殘渣加上口腔內細菌構成的髒東西。牙結石可以透過刷牙刷掉，扁桃腺結石因為位置太深刷不到，一旦卡在扁桃腺的結石發炎，就會產生喉嚨卡卡刺刺的感覺。

想要改善扁桃腺結石很簡單，只要把扁桃腺結石弄掉就好了。不過，清除的方式卻很不簡單，因為有些結石是藏在肉眼看不到的小隙縫或肉縫內，還是得透過專科醫師來診治，比較安全。此外，維持日常良好習慣，飲食清淡、勤漱口、飯後潔牙等，都是預防扁桃腺結石的好方法。

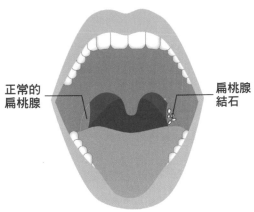

正常的扁桃腺

扁桃腺結石

扁桃腺的表面不是光滑的，以致結石很容易卡在隱窩中。

■ 自律神經失調：優先排解生活壓力

案例

54 歲的李小姐一坐下看診椅，便滿臉愁容說「醫生，我喉嚨卡卡痛痛的已經 2、3 年了，而且不只喉嚨痛，還常會頭暈、頭痛、胸悶、手腳發冷，肚子也常覺得脹脹的。我好怕是不是身體長了腫瘤！」我默默地聽完李小姐症狀，心裡稍微有了個答案，再加上他進診間後的情緒表現，我的判斷大概有自律神經失調問題。其實，從李小姐一開口，我就知道她是那種十分謹慎且容易緊張的個性，另外，她的症狀是從頭到腳都有，不能單單以慢性咽喉發炎來解釋。

當自律神經活性下降，無法調節時，便稱為「自律神經失調」，受自律神經調控的各個器官也會開始出現症狀。失調的自律神經就如同失去平衡的翹翹板，有可能是交感神經過度興奮，也有可能是副交感神經功能衰退。由於自律神經遍布全身，若交感神經與副交感神經這一對原本合作無間，卻溝通出問題、彼此互相爭吵打架，可想而知，戰場就會遍布全身。

幫李小姐做完所有的理學檢查，確定其他器官功能的問題之後，我向她解釋了她的喉嚨並沒有異狀，應該要做的只有多補充營養、均衡飲食與多多運動，然後最好要想辦法排解生活上的壓力，壓在喉嚨上的大石頭就會不知不覺地被移走了。

■ 打鼾與阻塞性睡眠呼吸中止症：睡夢中的逆流

案例

　　45 歲的林先生來抱怨喉嚨不舒服已經 2 年了，尤其早上起床時，感覺更明顯，甚至帶有疼痛感，口腔裡也酸酸的。這 2 年來，林先生逛遍了大大小小的醫院診所，得到的多半是「慢性咽喉炎」的診斷，拿了一堆藥回家吃，症狀仍是起起伏伏。我發現，林先生身高約 168 公分，體重卻有近 90 公斤，而且再吃了那麼多胃藥後，咽喉逆流的紅腫症狀持續存在，加上長期過敏導致鼻塞及扁桃腺過度肥大等問題，我心裡大概就有一個答案。

　　由於人類仰躺睡覺（很少哺乳類動物是仰躺著睡覺的，所以阻塞性睡眠呼吸中止症可說是人類特有疾病），進入睡眠狀態後，呼吸透過鼻腔或口部進入鼻咽部、口咽部，最後經過會厭軟骨來到氣管。若因為構造上異常（如鼻塞、扁桃腺肥大、舌根肥大、下巴後縮等）或肌肉張力因熟睡而鬆弛，容易讓上呼吸道阻塞，導致阻塞性睡眠呼吸中止症。

由於上呼吸道阻塞時，呼吸動作仍持續進行，當舌頭與軟顎阻塞吸進空氣的通道，會在喉嚨形成一個負壓，而可能會把胃酸等消化液從胃部經食道而吸到喉嚨，產生睡夢中的胃食道與咽喉逆流，導致慢性咽喉炎的發生。另外，有打鼾現象但沒有睡眠呼吸中止的病患，因為睡覺時多半習慣張口呼吸，使得保護喉嚨的黏膜長期乾燥受損，這是一部分慢性咽喉炎病患常會覺得早上起床時喉嚨更加不舒服的主因。

我請林先生同步接受「多功能睡眠檢查」，他果然有重度睡眠呼吸中止症，與林先生解說與討論過後，他決定接受手術，治療睡眠呼吸中止症。手術之後，林先生與林太太特地來跟我道謝，他不只原本喉嚨不適的情形消失了，白天的注意力與工作效率也在睡眠改善後大幅進步，林太太則因為不用再聽擾人的鼾聲而能一夜好眠了。

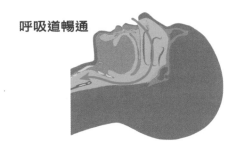

呼吸道暢通

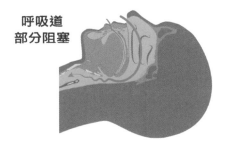

呼吸道
部分阻塞

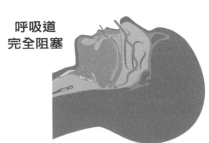

呼吸道
完全阻塞

■ 腫瘤：喉部腫瘤、下咽腫瘤、甲狀腺腫瘤

　　一般認知裡的喉嚨，包含咽部（pharynx）與喉部（larynx），長在咽喉部或頸部的腫瘤，也會讓人喉嚨不舒服或有緊緊卡卡的感覺，甚至會有一些如吞嚥困難、聲音沙啞、呼吸困難或頸部轉移性腫塊出現。常見會造成喉嚨不適的腫瘤有喉部腫瘤、下咽腫瘤及甲狀腺腫瘤，尤其是甲狀腺腫瘤。甲狀腺位於脖子的前下側，該處腫瘤很可能會壓迫到位於其後方的氣管與食道。不過，腫瘤分為良性腫瘤與惡性腫瘤，並不是有不正常的腫大就是癌症，建議配合醫師的檢查、治療，才是根本之道。

預防慢性咽喉炎的 6 個提醒

　　由於診斷困難，很難對症治療，以致這個族群很容易遊走在各大醫院各門診間，或乾脆直接尋求民間祕方、自行購買成藥服用。不論是心因性疾病，或脖子腫塊引起的不舒服，都得透過相關檢查才能確認。另外，接受過放射治療、化學治療或乾燥症，甚至有黏膜退化導致口水鼻水減少的老年人，都可能會有喉嚨不適情形。

　　不過，很多疾病的產生，多半和不好的生活習慣或飲食習慣有關，慢性咽喉炎更是如此。為了避免慢性咽喉炎上身，有幾個「知易行難」的老生常談，還是要特別提醒大家：

1 規律作息習慣，三餐定時定量，不吃宵夜
2 飯後不要立即躺下，站立或稍做散步
3 不要暴飲暴食，太辣太酸太甜太油的重口味食物少吃
4 口腔衛生多注意，飯後刷牙或漱口
5 養成規律運動，放鬆心情也保持體態
6 拒絕不良的習慣，戒菸戒酒戒檳榔

掃描看更多！
小心頸部腫塊
被誤診

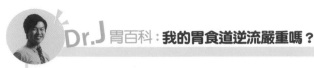
回想過去兩周胃食道逆流的情形，依據實際狀況給分（0～5分），
就可以初步判斷病症的嚴重程度。

項目	題目	分數
1	平常的胸口灼熱感有多嚴重？	
2	當躺下時，胸口灼熱感有多嚴重？	
3	當站立時，胸口灼熱感有多嚴重？	
4	吃飯後，胸口灼熱感有多嚴重？	
5	胸口灼熱感有影響到你的進食或用餐嗎？	
6	胸口灼熱感有讓你睡著後因不舒服醒來？	
7	有吞嚥困難的現象嗎？	
8	吞嚥時會感覺疼痛嗎？	
9	有肚子脹氣的情形嗎？	
10	若因此需要服藥，會影響到日常生活嗎？	
11	胃酸食物逆流到食道有多嚴重？	
12	當躺下時，胃酸食物逆流到食道有多嚴重？	
13	當站立時，胃酸食物逆流到食道有多嚴重？	
14	吃飯後，胃酸食物逆流到食道有多嚴重？	
15	胃酸食物逆流到食道有影響到你的進食或用餐嗎？	
16	胃酸食物逆流到食道有讓你睡著後因不舒服醒來？	

評分依據			
分數	症狀	分數	症狀
0	完全沒症狀	3	每天有症狀而且煩人
1	偶爾有症狀但不困擾	4	症狀已影響日常活動
2	偶爾有症狀而且煩人	5	分症狀嚴重影響日常活動

分數統計（分數愈高代表愈嚴重）

A. 胸口灼熱程度（第 1 ～ 6 題總分）共 _____ 分
※1 ～ 10 分為輕度／ 11 ～ 20 分為中度／ 21 ～ 30 分為重度

B. 胃酸食物逆流程度（第 11 ～ 16 題總分）共 _____ 分
※1 ～ 10 分為輕度／ 11 ～ 20 分為中度／ 21 ～ 30 分為重度

C. 胃食道逆流影響生活品質程度 （第 1 ～ 10 題總分）共 _____ 分
※1 ～ 15 分為輕度／ 16 ～ 35 分為中度／ 36 ～ 50 分為重度

跨科會診・終結胃食道逆流

胃食道逆流的高危險群

在臺灣，每 4 個人就有 1 個飽受胃食道逆流的困擾，其中男性、肥胖者、飲食或作息等習慣不良者被視為罹病高危險群。另外，約有 9 成孕婦會因為內分泌與身體構造變化而有逆流情形。

肥胖者：逆流發生率高出正常人 2 倍

很多人不把身材走樣當一回事。不過，根據國民健康署的資料統計，肥胖可以算是萬病的根源，不僅會增加罹患糖尿病、心血管疾病等慢性疾病的風險，肥胖者更是退化性關節炎、脂肪肝、睡眠呼吸中止症、不孕症與特定癌症的高危險群。除此之外，體重過重者的胃食道逆流發生率，是體重正常者的 2 倍以上。

肥胖者的腹壓本來就比正常人大，這容易造成食道賁門的功能變差，胃排空連帶受到阻礙。當食物一直留存在胃部，胃酸卻不停分泌，就會引起胃酸逆流等症狀。不僅如此，腹部過多的脂肪堆積，致使一個簡單的彎腰、提重物動作就擠壓到胃部，讓胃食道逆流的病情更加惡化。

我會強烈希望肥胖患者嚴格控管體重，不只不能繼續胖下去，最好還要想辦法（必要時可考慮減重手術）減到正常體重範圍內，即 BMI 值大於或等於 18.5、小於或等於 24。畢竟肥胖會讓用藥變得困難，別說停藥，有時連要緩和症狀都很難。臨床上，肥胖患者通常需要長期服用制酸劑或氫離子幫浦阻斷劑等藥物，但只要體重一減輕，這兩類藥物是很有機會可以停用的。

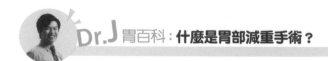

Dr.J 胃百科：**什麼是胃部減重手術？**

胖到什麼程度才需要進行胃部減重手術呢？一般來說，過重（24 ≦ BMI 值＜ 27）、輕度肥胖（27 ≦ BMI 值＜ 30）與中度肥胖（30 ≦ BMI 值＜ 35）等人是不需要的。唯有針對病態性肥胖的患者，才會建議他考慮以胃部減重手術來輔助或達到減肥（重）的效果。胃部減重手術最主要的目的，就是避免肥胖帶來更大的傷害，其中也包括改善胃食道逆流。

▌什麼是病態性肥胖？

病態性肥胖指 BMI 值大於 40，或大於 35 但已經有肥胖相關併發症（如高血脂、退化症、關節炎等）出現的患者。BMI 值以身高為基礎，檢測體重是否符合標準，此為國際通用數值。BMI 值計算公式為「體重（公斤）÷ 身高²（公尺²）」。舉例來說，一個身高 170 公分的人，若體重超過 115 公斤（BMI 值＝ 39.7）或超過 101 公斤（BMI 值＝ 34.9）但已有肥胖併發症，就算是病態性肥胖。。

▌什麼是胃部減重手術？

目前胃部減重手術以新式的腹腔鏡胃袖狀切除（laparoscopic sleeve gastrectomy，LSG）及舊式的胃繞道手術（laparoscopic Roux-Y gastric bypass，LRYGB）為主，二者的手術目的都是把胃容量減少到 50 ～ 100 C.C.，降低胃部的吸收能力，以其在短時間內達到降低體重的效果。不過，想要長期維持、不復胖，還是得靠患者自制力（如飲食控制或規律運動等）與配合醫囑。

▌減重手術與胃食道逆流的關係

進行胃部減重手術之後，胃容量大幅縮減，食欲與身體吸收能力都會跟著下降，顯著的減重效果確實能改善糖尿病等肥胖併發的相關疾病，但卻也因為胃容量變小，胃內容物反而容易在蠕動時逆流，長期下來易引起食道慢性發炎，甚至造成食道癌癌前病變（巴瑞特氏食道），這一點是在做胃部減重手術時要慎重評估的。

嗜好不良者：男性居多、特定職業

很多人都知道，男性是胃食道逆流的高危險群，但是有很多人也誤以為，這是基因上的缺陷或都是遺傳惹的禍。事情的真相並非如此，一切都是男性在生活中慢慢累積來的。

說到交際應酬、抽菸喝酒、中年肥胖等不良嗜好或習慣，都是以男性居多，加上男性通常有著男子漢的迷思，老是覺得能忍則忍，不愛看醫生或即使去看了醫生還是不遵守醫囑，所以才會說胃食道逆流的高危險群男性高於女性。

不良習慣不分男女老幼，但是所處的行業與工作型態確實有差別。尤其無法在正常時間用餐的職業屬性，其胃食道逆流的發生率通常會高於朝九晚五的辦公室上班族，像是計程車司機、貨運司機、餐廳外場人員、空服員、百貨公司銷售人員、銀行行員等職務，可能會由於上班時間不固定（排班制）、別人吃飯時間常是他們最忙的時間，只好有一餐沒一餐或吃戰鬥餐，導致飲食生理時鐘混亂。

另外，有很多人下班時間晚，吃飯時間跟著晚。有時，為了犒賞自己一整天下來的辛勞，加完班後，乾脆呼朋引伴吃頓好料的，或去唱歌宣洩一下惆悵的情緒。有時，睡前還要加一頓宵夜才能睡得安穩。偏偏這種「深夜食堂」的食物都不會太健康——熱炒、鹹酥雞、燒烤、麻辣鍋，脫離不了大魚大肉、高脂高油的範圍，加上配著咖啡、茶飲、酒類或含糖飲料，都是一些誘發胃食道逆流的高危險因子。飲食習慣與生活嗜好不良才是造成胃食道逆流患者激增的最主要原因。

胃食道逆流的高危險群

141

以吃宵夜來說，進食時間太接近睡覺（身體器官要休息的）時間。當胃裡面充滿食物，不只會逐漸把胃撐大，還會為了進行消化作用而刺激胃酸分泌，這讓原本控制胃部食物不要向上逆流到食道的賁門跟著撐大。然後，吃完東西沒多久就去睡覺，躺平時，缺乏地心引力造成的位差，胃裡面的東西就容易逆流。平常若喜愛飲用讓賁門鬆弛的咖啡與濃茶，胃酸分泌加劇，胃食道逆流就這樣默默發生，而且愈來愈嚴重。

　　想要預防或徹底改善胃食道逆流，最重要的是調整日常飲食習慣與生活型態。發作期盡量減少咖啡和濃茶，菸、酒和檳榔最好不要碰。此外，嘗試調整進食順序，先喝湯喚醒餓過頭的胃，再吃其他食物，嘗試採取相對溫和的飲食方法，少吃辣椒等刺激性食物，每餐吃 7、8 分飽就好，不要因為補償心態就不顧一切吃撐自己。睡前 3 到 4 小時千萬不要進食，否則消化出問題，逆流機率就會往上飆升。這些才是真正遠離胃食道逆流的終極解決方案。

孕婦:孕婦的逆流不是無「藥」可救

案例

小晴是一位 20 歲出頭的女性患者。第一次來我的門診時,她主訴常常在早上起床後,有想嘔吐的感覺、胃酸常湧上食道,引起胸口疼痛、火燒心等症狀。於是,我替她安排做了胃鏡檢查,證實她有胃食道逆流所導致的食道發炎情形。

不過,還好小晴的症狀並不是太嚴重。我採用藥物治療,並予以飲食與生活習慣等相關衛教,一陣子之後,她的症狀改善很多,不出 3 個月,她就可以停藥了。

過了 1 年多,她又出現在我的門診。原來,她的胃食道逆流又復發了。偏偏當時懷孕 3 個多月,她根本不敢吃藥,很怕吃了藥會傷害到寶寶的健康。可是不吃藥的結果,就是每天早上起床都又想吐又逆流,忍了 3 個多月,實在是快受不了,只好又來我的門診。小晴問我「難道為了寶寶的健康,只能繼續這樣忍受下去嗎?」

我請她不用擔心,更不用這麼「想不開」,目前胃藥相對於很多藥物,對孕婦是很安全的,她大可做個沒有胃食道逆流、開心享受孕期的準媽媽。之後,我開了適合她病情的藥,不僅逆流症狀得到控制,也沒有她本來擔心的疑慮。寶寶生下來後很健康,也和她一樣的美麗聰明。

很多懷孕的病患,是人生第一次有胃食道逆流的感覺,這再次說明了懷孕對身體狀況的改變會產生很大的影響力。孕婦的胃食道逆流有一個很大的特徵,就是通常很少會出現慢性咳嗽或氣喘等食道外非典型症狀,而是以火燒心與酸逆流等典型症狀為主,在診斷上相對容易。孕婦發生胃食道逆流的機率其實算很高,大約有 3 到 5 成的孕婦是由於以下兩個因素,發生胃食道逆流的症狀。

胃部壓力大，逼迫胃裡食物逆流

胃部壓力大就是指腹部壓住胃的壓力過大，尤其是到第三孕期（29～40周）後的孕婦，肚子裡的胎兒可能已經超過 2 公斤，有一定的噸位了，肚皮就像吹氣球一樣脹得緊緊的，向上擠壓到胃跟腸子，逼得胃裡的食物跟著往食道逆流而上。同時，會加重便祕的情形。另外，體重增加過多的孕婦，腹內脂肪會加重壓迫力道，逆流就會更嚴重。

雌激素會影響賁門收緊的功能

孕期的雌激素濃度偏高，被認為是孕婦好發胃食道逆流的原因之一。根據美國研究就指出，高雌激素分泌可能增加胃食道逆流發生率，但不會加重胃食道逆流的情形。近期，則透過動物實驗發現，在下食道括約肌上有雌激素的接受器，這將會促使下食道括約肌放鬆，進而引起「賁門過鬆」的症狀，導致孕婦發生胃食道逆流。

除了上述 2 個原因之外，原本就有胃食道逆流病史的女性，在懷孕後逆流症狀通常會比較難以去控制。孕婦年紀愈大、孕期體重增加愈多等，都會增加胃食道逆流的發生率。雖然說，孕期的胃食道逆流通常在生產後就會恢復，不過懷胎十月都要飽受火燒心之苦，身心都是相當煎熬的，所以建議要積極尋求安全的治療。

孕婦在治療和用藥上，是最需要小心翼翼的，使用不當就可能有導致畸形胎的風險。如早年把氫離子幫浦阻斷劑用於孕婦就得非常小心，這是因為其中有一種氫離子幫浦阻斷劑「Omeprazole」雖然尚無人類實驗報告，但是經動物實驗推測，有發生畸胎的風險。不過，除了 Omeprazole 外，其他的氫離子幫浦阻斷劑都證實可於孕期使用。由於這一類藥物不需要胃鏡報告就可以開立，所以有很多孕婦貪圖便利，會自行前往至藥房購買Omeprazole 使用，這是很令人擔憂的。

　　在 2010 年的時候，已經有可靠研究證實，整個孕期使用氫離子幫浦阻斷劑都不會導致畸胎，讓這個非常有效的藥物，可以放心地用來治療孕期的胃食道逆流症狀，造福更多哺育下一代的準媽媽們。

　　至於，其他用藥則以制酸劑直接中和胃酸或 H2 受體拮抗劑做為一線治療。我個人比較常使用新一代的藻膠酸藥物，它的物理性不容易被體內吸收，又可阻隔胃酸侵蝕食道，對孕婦身體影響較小。必要時，則可以搭配其他胃藥使用。若屬於難治型症狀，就選擇氫離子幫浦阻斷劑做最後一線治療用藥。總之，建議有胃食道逆流的孕婦，不要畏懼求醫或吃藥，遵照醫囑用藥才能改善症狀，避免情緒低落。

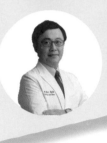

現職
· 禾馨民權婦幼
  診所院長
· 臺灣婦產身心
  醫學會理事長

專長
高危險妊娠、
周產期超聲
波、微創手
術、婦科腫
瘤、更年期障
礙、經前症候
群治療、私密
處整型、美容
醫學

解析孕期的
胃食道逆流症

　　懷孕時，腹壓增加、孕吐，都更容易導致胃食道逆流，這經常是懷孕期間的一樁麻煩事。孕期的雌激素濃度偏高，也被認為是孕婦好發胃食道逆流的原因之一。為了讓腹部可以容納一個新生命，身體會產生放鬆激素。

　　影響所及包含腹部與骨盆腔的皮膚、肌肉、韌帶等組織，為了迎接新的住客都必須變鬆弛。當然，橫隔膜與胃、食道的交接把關者 ── 賁門，也連帶受影響。賁門鬆弛了，胃內容物就容易往上衝。

　　有很多人懷孕的女性，在生兒育女的過程中，體會了生心理出現的新改變，甚至包括人生的第一次胃食道逆流。不過，懷孕的逆流不是只能忍耐，已有可靠研究證實，整個孕期使用氫離子幫浦阻斷劑都不會導致畸胎，準媽媽可以放心地接受藥物治療，紓解身心煎熬。

為迎接新住客而分泌的放鬆激素

女性在懷胎十月的過程中，為了讓腹部可以容納一個新生命，身體會產生放鬆激素，其影響範圍包括了腹部與骨盆腔的皮膚、肌肉、韌帶等組織，這些部位必須變得更鬆弛，才能迎接新的住客的到來。當然，橫隔膜與胃、食道之間的把關者——賁門，也會受到影響而放鬆。

雖然說，懷孕是甜蜜的，但過程確實是千辛萬苦。孕婦身體器官因擠壓而變形，或組織的鬆弛，也會衍生出一些代價。例如，在懷孕後期到生產後，腹部前方兩塊腹直肌分離機率增加，這是幾乎每位孕婦都會面臨的情況，甚至有超過 50% 在生產後一陣子，問題仍然存在，這將導致腹部膨出，難以重拾懷孕前的平坦小腹。除此之外，骨盆腔與其肌肉韌帶的鬆弛，則會造成頻尿、夜尿與尿失禁的症狀。還有一項難以避免卻容易被忽略，或擔心服藥治療有礙胎兒發展而刻意隱忍的困擾，就是胃食道逆流。

孕期初期因為荷爾蒙的影響，比較容易會出現孕吐。所謂的「孕吐」不一定是吐到隨身要攜帶嘔吐袋那種程度，主要是噁心感、消化慢、容易胃腸脹氣等，都算是初期孕吐的表現。這些現象不需特別治療，多數到懷孕 10 ～ 12 周後就會自然改善。如果超過 16 周還明顯感覺噁心甚至吐，就要考慮別的疾病，像是甲狀腺機能亢進、胃腸道消化不良或潰瘍，或常見卻最容易被忽視的胃食道逆流。

影響孕婦逆流程度的 2 個原因

　　一般胃食道逆流的成因與風險，吳文傑醫師書裡已經有很棒的說明，我就不再贅述。這邊僅針對孕期衍生的胃食道逆流做說明。以下 2 個主要因素，會影響孕婦胃食道逆流的程度：

原因 1 擁擠度

　　一般來說，孕婦在孕期體重增加太多，或孕婦的個子嬌小、身高較矮等，都會使逆流發生或加重程度。簡單說，就是當體內空間愈擁擠，壓迫程度愈嚴重，胃食道逆流的發生機率就愈高。

原因 2 使用度

　　愈多胎次與愈多胞胎，愈有機會。套一句保險公司的廣告詞，生的愈多，得到的機會愈多，情況多半愈來愈嚴重，甚至有將近 4 成的婦女，生產之後或多或少還是被胃食道逆流所困擾。

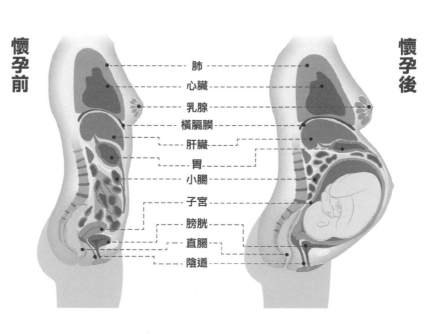

懷孕前　　　　　　　懷孕後

肺
心臟
乳腺
橫膈膜
肝臟
胃
小腸
子宮
膀胱
直腸
陰道

緩解孕婦逆流症狀的 4 個生活對策

身為婦產科醫師，對於上門診求助的孕媽咪，也會給予所謂的衛教宣導，大部分都是老生常談了，雖然知道這些並非一朝一夕就能做到，仍然要不厭其煩地一講再講，畢竟良好的生活習慣才是治本之道。

對策 1 飲食調整

每餐都要定時定量的進食，切忌暴飲暴食、有一餐沒一餐。不要狼吞虎嚥，細嚼慢嚥，才能當個有氣質的媽咪。用餐後的 30 分鐘內，不要馬上坐下或躺下，入眠前 2 ～ 3 小時減少進食，以防症狀復發。

對策 2 拒菸拒酒拒刺激食物

喝酒、抽菸（或二手菸、三手菸）都會危害腹內胎兒健康。菸酒也會減弱食道括約肌張力，且抽菸會減少唾液分泌。最好要避免食用咖啡因、巧克力、高糖分、高油脂或辛辣等重口味或刺激性的食物。

對策 3 睡覺墊高上半身

緩解孕期的不適，枕頭會是一個好幫手。墊高上半身有助於防止胃食道逆流，此外，也可以增加側腹與下肢的支撐。我太太懷孕期間也是這樣做，生完兩胎之後，我們的床上多了將近 10 個枕頭。

對策 4 放鬆再放鬆

在孕期時，要身心都放輕鬆。隨著肚子愈來愈大，可以盡量穿著寬鬆衣物，減少額外壓力源。心理上則可以透過冥想、漸進式的肌肉鬆弛練習、瑜珈、規律運動，甚至是心理諮商等方式來紓解壓力，盡可能地去嘗試。

藥物治療無礙孕婦與胎兒健康

我知道，一個人長到了成人，願意修正生活模式或習慣的，早就修正完成，不能改的（大概也不會改了），硬是要求往往做不到，反而會傷感情，尤其是枕邊人。身為一位臨床醫師，除了生活上的衛教要教，也建議先透過治療使症狀迅速改善，再來要求病人修正比較有效。

針對胃食道逆流的症狀，當下的藥物治療還是必要的。當然，藥物治療這部分在這本書裡面都有提到，包含抑制胃酸分泌的 H2 受體拮抗劑。如果搞不定，還有氫離子幫浦阻斷劑，可以當救援投手，多數懷孕患者都可以有效改善症狀。

我了解媽媽們的玻璃心，一定會擔心服用藥物是否會影響肚子裡的寶貝。我必須重申，根據目前研究報告顯示，上述兩種藥物都是可以在孕期使用的，不過，還是得依照症狀與醫師建議使用（切記，不要自己去藥房買藥吃）。

產後的逆流症狀更不容忽視

近年來，科技日新月異，治療技術也愈來愈進步，胃食道逆流的手術治療從過去的剖腹手術，進步到腹腔鏡手術，現在還有內視鏡手術的微侵入性治療，提供病患另一個治療的選擇。這部分，這本書裡已有許多介紹，我就不班門弄斧。

其實，我的太太在產後也一直被胃食道逆流困擾，常跟我抱怨胃脹氣，莫名其妙就打嗝、胸悶，我一直都把這些當成一般女性的身心困擾，簡稱

家庭主婦症候群（嗯，我自己取的）。但太太症狀長時間沒改善，甚至晚上睡覺睡到一半咳嗽或直接被嗆醒，我便替他安排了一次健康檢查，才意外發現她竟已是胃食道逆流 D 級（依食道黏膜受損嚴重度分為 A、B、C、D，共 4 級），還合併有橫隔膜疝氣膨出。

在進行藥物治療一陣子，症狀改善有限。幾年前，陳太太接受了腹腔鏡胃折疊加上胃繞道合併橫隔膜修補手術，胃食道逆流症狀改善明顯，甚至體重也比較好控制，雖然手術有相對副作用，包含鐵質吸收較差導致貧血，與為避免引起胃傾倒症候群需克制糖分攝取，不過就整體而言，陳太太是很滿意的。

倒是我個人很內疚。要是我能提前注意到症狀的嚴重性，而不是把胃食道逆流症狀當成太太的無病呻吟或嘮叨，也許可以更早期發現，治療起來可能更簡單。身為一位品格高尚的婦產科醫師，同時是愛家愛妻的中年男子，我必須以我太太的經驗與身為人夫的愧疚，來提醒所有的女性朋友，還有其身邊的親密夥伴，不要忽視胃食道逆流帶來的任何症狀，尤其是生育過後產生的。請永遠記得，女性朋友值得更細膩的對待，對已婚男人與家庭而言－ Happy Wife, Happy Life ！

胃食道逆流的 7 種檢測法

胃食道逆流是很難捉摸的疾病,有時即使患者表現的症狀很明顯,卻很難馬上確診,以致無法給予最有效果的處置。還好隨著醫學進步,有愈來愈多不同方法可以進行不同面向的檢測。

 方法 1:藥物診斷(7 天氫離子幫浦阻斷劑試驗)

　　患者初次來就診的時候,如果主訴只有單純的火燒心問題,我們通常都不會馬上就安排胃鏡等相關侵入性的檢查,而是會先讓患者服用 7 天的氫離子幫浦阻斷劑。氫離子幫浦阻斷劑對於減少胃酸分泌效果顯著,而且可以延長逆流再發作的時間,可以說是目前減少胃酸分泌的最佳藥物。所謂藥物診斷法就是觀察服用此藥物後,症狀有無得到緩解,再根據實際情況,做進一步的鑑別或治療。

服藥後,症狀有緩解

　　根據臨床統計顯示,約 8 成就診者在服藥 7 天後,症狀就能獲得明顯緩解。但這些吃藥有效的人,還是可能不是真正胃食道逆流,其中有將近 5 成的食道過度敏感或功能性火燒心患者,服用氫離子幫浦阻斷劑也有效果。另外,少數自體免疫疾病引起的食道炎,氫離子幫浦阻斷劑也會有些許效果。若是診斷後需要長期吃藥者,仍會建議病患進一步做胃鏡檢查,必要時再追加切片檢查。

服藥後，症狀未緩解

藥物診斷法是判斷胃食道逆流真假最初步的方法，不僅便利而且沒有侵入性，可以降低患者就診的恐懼感，但若 7 天服藥檢測後沒有效果，就要考慮進行後續檢查。經過藥物檢測卻無效果的患者中，雖然約有 5 成比例是真的胃食道逆流，但仍不建議直接確診症狀為胃食道逆流所導致，參酌其他檢測才能找出每一個可能的因素。

藥物診斷法	讓患者服用 7 天能減少胃酸分泌的氫離子幫浦阻斷劑，再視症狀緩解效果做進一步的鑑別或治療。	有緩解	初步診斷為胃食道逆流，但症狀持續仍建議進一步做胃鏡檢查
		未緩解	其中 5 成可能是真的胃食道逆流，建議再進行其他檢測

Dr.J 胃百科：**什麼是「功能性火燒心」？**

功能性火燒心（Functional heartburn）不能算是真正的胃食道逆流，只是症狀與胃食道逆流非常相似而稱之。多數患者主訴有火燒心情形，進一步檢測（如胃鏡或藥物檢測）卻沒有胃食道逆流其他應該有的問題（如食道發炎等），甚至進行 24 小時食道胃酸監測也多半正常。

▍病因

功能性火燒心發生原因，目前醫界仍無法確定，但普遍相信和食道敏感及胃腸蠕動問題有關，屬於功能性胃腸失調的一種，最常發生在睡眠品質差、情緒憂鬱或焦慮、停經症候群等人身上，女性發生率高於男性。

▍治療

治療功能性火燒心以藥物治療為主，但目前主流藥物氫離子幫浦阻斷劑效果有限，想要根治的話，還是得搭配飲食調整與情緒調適，減少食用辛辣或刺激的食物（如菸酒等），找到紓壓與放鬆心情的方法，三管齊下對才能對改善功能性火燒心有正面幫助。

胃食道逆流的 7 種檢測法

方法 2：胃鏡檢查（上消化道內視鏡檢查）

　　胃鏡的全名是「上消化道內視鏡（EGD）」，顧名思義胃鏡不只能檢查胃部，還能針對食道、十二指腸上半部等上消化道器官進行檢查。胃鏡檢查是透過內視鏡來查看各部位有無發炎、潰瘍、瘜肉、狹窄、腫瘤或靜脈曲張等情形。內視鏡是指透過人體管道進入體內，並進行觀察的醫療儀器。部分內視鏡同時具有進一步治療或處置的功能，像胃鏡可以做胃切片、止血點局部注射，大腸鏡可以做大腸息肉切除等手術。

胃鏡檢查是如何進行的？

　　進行胃鏡檢查前，會先在喉嚨噴麻藥，緩解檢查過程中的疼痛感，若屬於較為敏感（怕痛）者，則可以考慮改施打止痛針或鎮定劑。另外，亦有無痛麻醉方式可選擇。不過，麻醉仍有其風險，這是需要特別考量的地方。

　　接著，會把內視鏡從患者的口腔推進喉嚨，依序經過食道，再到胃。過程中可能會有作嘔反應，這時要盡量放鬆並配合吞嚥動作，有助讓內視鏡順利通過喉嚨，進到胃部。為求看得更清楚，會透過內視鏡將氣體打入，以擴張胃部。此時，強烈建議患者由鼻子吸氣、嘴巴哈氣，以降低胃脹的不適感。整個檢查過程大約3～5分鐘就能完成，當然，若有需要其他處置（如胃切片等）則時間會拉長。

誰需要做胃鏡檢查？

　　為了避免胃內的食物或液體影響檢查結果，或過程發生嗆咳等危險，通常會要求患者空腹至少 8 小時以上，慢性病藥物也會建議暫停服用。胃鏡屬於侵入性檢查，若非有長期未改善之症狀或某些特定情形，如嚴重脹氣、嘔吐、吐血、體重減輕、疑似有其他上消化道疾病等，即使確診為胃食道逆流，也不一定會安排胃鏡檢查。

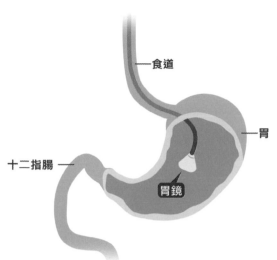

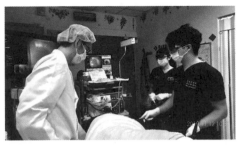

食道

十二指腸

胃

胃鏡

胃鏡檢查示意圖

胃鏡是指內視鏡進入人體管道 後，透過螢幕進行觀察的醫療儀器。上圖為 3 D 胃鏡檢查過程。

從口腔進入後，通過食道，到達胃部。胃鏡可以檢查上消化道大部分器官，包括食道、胃、幽門、十二指腸上半部等（如左圖）。

　　不過，若是男性、有抽菸習慣、有家族病史，且伴隨長期胃食道逆流，那一定要去做胃鏡，以早期得知胃部與食道的健康狀況。胃食道逆流患者除非已發生巴瑞特氏食道病變，才需要每年定期追蹤。但若患者年紀 40 歲以上，其發生癌變和腫瘤風險略高，建議每兩年檢查一次。

　　還有一種需要做胃鏡的患者，是本來完全沒有胃食道逆流病史，近期突然出現逆流症狀的患者。這種情況很有可能是食道癌的警訊，尤其是鱗狀上皮的食道癌，這類食道癌跟胃食道逆流無關，但症狀卻與胃食道逆流類似。尤其是超過 50 歲的患者，更要留意。

這 10 種人照胃鏡前停看聽！

　　隨著醫療技術進步，胃鏡檢查的危險性降低很多，但並非完全零風險，若有以下情形，未免突發因素發生，需格外留意或尋求其他檢查方式：❶ 年齡大於 75 歲的長輩、❷ 孕期孕吐或害喜狀況嚴重的孕婦、❸ 藥物成癮或酒精成癮、❹ 高血壓、高血糖（血糖高於 350mg ／ dl）、❺ 洗腎或腎功能異常患者、❻ 氣喘、睡眠呼吸中止症或預期呼吸困難者、❼ 意識不清、發燒、重大感染患或近 3 個月曾做重大手術、❽ 近 6 個月有出血或缺血性中風、❾ 嚴重僵直性脊椎炎患者、胸痛或胸悶病史、❿ 心絞痛、心肌梗塞、主動脈瘤或主動脈剝離病史。

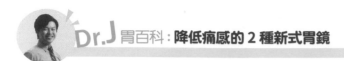

Dr.J 胃百科：降低痛感的 2 種新式胃鏡

一聽到要照胃鏡，每個人的第一個反應，大概都會覺得超級可怕，想像著醫生用一根粗粗的管子，慢慢地往喉嚨裡探，愈探愈深，光用想的就想要投降。其實，醫療技術愈來愈先進，目前國內還有另外 2 種胃鏡的新選擇，可以大幅減少患者的不適感。

▌第 1 種：經鼻胃鏡

經鼻胃鏡的設計是由鼻腔進入，可以避開容易作嘔的口腔區域，大幅降低做胃鏡過程中的不舒服，若在檢查中遇到病兆，也可以直接做切片。經鼻胃鏡的細管直徑只有傳統胃鏡的一半（大約 0.5 公分），就像義大利麵條般，軟軟的細管徑減少了患者喉頭的異物感。雖然經鼻胃鏡的畫質仍沒有傳統胃鏡好，但與舊型經鼻胃鏡相比，新型經鼻胃鏡在畫質及光源上進步許多，對於胃食道逆流與其他良性疾病的診斷已經足夠了。

▌第 2 種：膠囊胃鏡

2019 年，膠囊胃鏡在臺灣正式上市。這是國內自行研發了 10 多年，實屬臺灣之光。第一個首創是膠囊胃鏡將原本大家懼怕的管子變成 0.1 公分左右的細線，而鏡頭則變成膠囊，患者只要喝水將膠囊吞入，即可開始做檢查。第二個首創是醫師可以藉磁力操縱把手，直接操控膠囊在胃裡的方向（如圖所示），並藉由膠囊的細線做相對位置深度的調整。檢查過程受檢者只需躺在床上，就像做超音波一樣簡單。臨床上幫患者做檢查時，患者還可以接電話，甚至還輕鬆地哼歌。整個檢查約 20 分鐘，完成後會在喉頭噴麻醉藥，然後直透過細線將膠囊拉出體外。每個膠囊胃鏡都是單次使用，沒有交叉感染的風險。這樣進步的科技讓過去對胃鏡卻步的人不再裹足不前，病症將有機會提早被診斷出來。

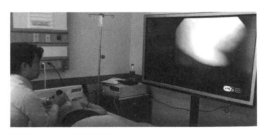

方法 3：食道攝影檢查（鋇劑 X 光攝影）

食道攝影（Esophagography）是在吞嚥顯影鋇劑的過程，讓鋇劑會短暫附著於消化道黏膜上（不被人體吸收），再藉由 X 光攝影將食道蠕動狀況顯現出來。相關專業人員可以藉由食道、胃、小腸的形狀、黏膜構造、蠕動情形，進行即時且有效的判讀出上消化道的病灶，包括食道狹窄、腫瘤、發炎等種種問題。

進行食道攝影前的禁食時間比胃鏡檢查更長，排檢當天凌晨 0 時就要開始禁食，不僅固態食物要禁，舉凡飲料、白開水等都不能喝，需等待到檢查完成後才可以進食、飲水。另外，為了避免刺激胃部和胃酸大量分泌，影響到食道攝影的品質，亦不能嚼食口香糖或抽菸。若有高血壓、心血管疾病或其他必須定時吃藥的受測者，可以於徵得醫師同意後，搭配少量的白開水服藥。

食道攝影檢查算是一種相當安全的檢查方式之一。根據臨床案例統計，只有極低比例（每 200 人約有 1 人）的受測者，會因為鋇劑排出不順而有腹痛症狀，但通常予以相關治療（如藥物），便能迅速地恢復與改善。在食道攝影的檢查過程中，為了讓攝影影像更為清楚，會有放射師在一旁指導受測者的呼吸頻率，整個檢查過程僅需約 30 分鐘左右，

通常會建議長時間有下列症狀的患者，接受食道攝影檢查，包括吞嚥困難、胸部或上腹部疼痛、懷疑體內有長腫瘤、胃食道有發炎或潰瘍的情形、確認消化道阻塞程度、胃酸逆流、噁心感或嘔吐、嚴重消化不良等。不過，若有食道完全閉鎖、昏迷狀態、腸穿孔、消化道有裂傷、對鋇劑過敏者，則不宜接受此項檢查，可考慮如食道鏡、電腦斷層等食道檢查。另懷孕階段亦要盡量避免做食道攝影檢查。

方法 4：24 小時 pH 值酸鹼度監測

pH 值酸鹼度監測與胃鏡檢查最大的不同，就是胃鏡屬間接性資料，無法直接看到實際逆流狀況，對於病情掌握度低。由於 pH 值酸鹼度監測的檢查重點著重以下 4 個項目，幾乎能完全掌控患者病發的時間與頻率，在用藥或治療上將更準確：

1. 次數（一整天下來逆流有幾次）
2. 容易逆流的時間（坐或站時多，還是躺著時多）
3. 影響時間（食道暴露在胃酸下的時間多長）
4. 表現症狀與逆流的相關性

若長期服用氫離子幫浦阻斷劑治療都沒有效果時，pH 值酸鹼度監測就是判斷真假逆流的方法之一。當醫師評估患者是否可以做內視鏡或外科手術時，此檢測是術前的必要項目，因為少了這項檢查，醫師幾乎是瞎子摸象憑感覺而已。這項檢查依時間長短與器材，可以分為以下 2 種。

傳統式（24 小時 pH 值酸鹼度監測）

pH 值酸鹼度監測傳統方式是將比鼻胃管還細的塑膠管由鼻子放到食道末端，酸鹼值感應器則置於賁門之上 5 公分的地方。鼻腔外的管子用膠帶固定於臉頰上，連接一個約手機大小一樣的紀錄器，受測者於受測時間必須揹著紀錄器。受測時間正常上班、吃飯、睡覺和打屁，生活幾乎不受影響。期間若有因飲食、姿勢導致或其他胃腸不適，除需按下機上的按鈕紀錄，也得如實記錄於紙本，以便醫師後續評估。

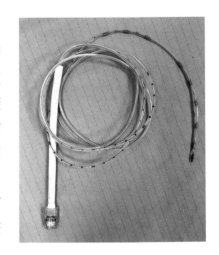

▲傳統式 24 小時 pH 值酸鹼度監測裝置示意圖

改良式（24 小時多管腔食道內抗阻併酸鹼度檢測）

24 小時多管腔食道內抗阻併酸鹼度檢測（Multi-channel Intraluminal Impedance and pH, MII-pH）是改良檢測器與傳統檢測器的裝置方式大同小異，患者不必刻意約束飲食。但傳統檢測管只有 1 個感應酸鹼的裝置，所以只能知道食道變酸，無法得知酸液從哪兒來。改良式檢測器多了測量阻抗功能，可以得知經過食道的物質是氣體、水或食物。亦能判斷是從嘴巴吞下食道的，還是由胃逆流上來的，所以這是準確評估是真逆流還是功能性火燒心的一大利器。

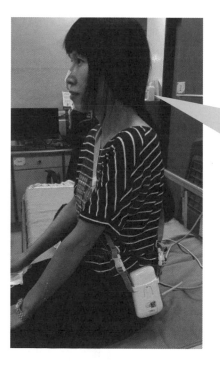

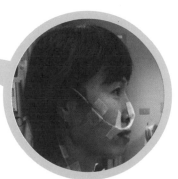

24 小時 pH 值酸鹼度監測示意圖
透過檢測裝置與攜帶型紀錄器，可以更直接掌控患者病發的時間與頻率，在用藥或治療上將更準確。

何時該進行改良式 24 小時酸鹼度檢測？

根據管腔食道內阻抗及酸鹼度測定健保規範，其支付項目包括 24 小時食道阻抗酸鹼度單次用測量管，但僅能由消化內科、消化外科、消化兒科及胸腔外科專科醫師執行。若有以下 4 類適應症情況，可以考慮進行 24 小時多管腔食道內抗阻併酸鹼度檢測。

1
難治之胃食道逆流症典型症狀

如持續的火燒心或胃酸逆流，經上消化道內視鏡或 24 小時食道酸鹼度測定檢查後，經藥物（如氫離子幫浦阻斷劑，PPI）治療至少 8 周以上反應不佳者。

2
胃食道逆流症非典型症狀

如不明原因胸痛、慢性咳嗽、氣喘、喉嚨異物感或聲音沙啞，經相關專科醫師診查後，經上消化道內視鏡或 24 小時食道酸鹼度測定檢查後，經藥物（如氫離子幫浦阻斷劑，PPI）治療至少 8 周以上反應不佳者。

3
18 歲以下兒童及嬰兒胃食道逆流症典型與非典型症狀

典型症狀（如持續性嘔吐、火燒心或胃酸逆流）及非典型症狀（如不明原因胸痛、慢性咳嗽、難治性兒童氣喘、喉嚨異物感、聲音沙啞、嬰幼兒呼吸中止或心搏過慢）。

4
其他器官功能障礙或術前評估

· 18 歲以下兒童及嬰兒因吞嚥困難，進行胃造瘻術之術前評估。
· 吞嚥困難，經上消化道內視鏡檢查或食道攝影檢查評估後，疑似食道蠕動功能異常疾病（如食道弛緩不能症者）。
· 胃食道逆流症患者接受外科逆流手術治療前之評估，及術後仍有符合前述症狀之追蹤。

檢測結果可能不符真實的 2 個原因

不過，無論是改良式或傳統式都有一個共同的缺點，就是「某些真逆流的病患會被誤診為正常」。主要原因有 2 個：

原因 1 監測時間太短

只進行 24 小時的監測，時間上仍稍嫌不足，因為很多患者的症狀不是無時無刻都存在，有的時候，也許受檢測的那一天剛好沒有出現症狀，就會因此被誤診。

原因 2 患者飲食刻意限制

由於 24 小時需要在鼻腔內擺著一根細管，且還會經過喉嚨，讓吞嚥不舒服，受測者往往會少吃固體食物、減少每餐分量，或因為不想出門而在家自煮，如此一來，偵測到的不一定是真實生活。

方法 5：無線膠囊食道酸鹼檢測（48 ～ 96 小時）

無線膠囊食道酸鹼檢測（Bravo capsule）不僅延長了檢測時間，更克服傳統式鼻管型監測器所帶來的不舒服與不便。由於膠囊置入食道後，幾乎完全無感，受測者生活不受影響外，飲食也能照常、不受限，比傳統鼻管型更能正確評估患者是否有酸逆流的情形。

一般來說，當受測者內視鏡檢查正常，卻持續有咳嗽或喉球症等症狀時，這項檢查的客觀數據可以增加診斷的準確度。無線膠囊需透過胃鏡協助，以導管方式將膠囊放到食道末端，約距離食道與胃交接口 6 公分的位置，並讓膠囊吸附在食道上，用一根細針釘住。此外，紀錄器改良為無線，放在受測者身上就能即時接收膠囊傳來的資料。

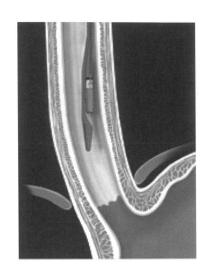
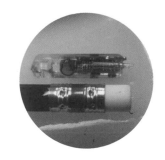

無線膠囊很小（如右圖），檢測期間幾乎無感。透過胃鏡將無線膠囊送入食道，並吸附在食道末端，約距賁門 6 公分的位置（如左圖）。

誰不適合做無線膠囊食道酸鹼檢測？

由於沒有任何鼻管或管線限制，舒適度與安全度皆提升，可以使用在 4 歲以上的兒童與成人，受測時間可以長達 96 小時。但以下情形則不適合接受檢測，包括正服用抗凝血劑或血小板抑制劑、有凝血功能異常疾病、嚴重食道炎、食道狹窄或食道阻塞、食道靜脈曲張、裝有心律調節器、意識不清或無法配合填寫病患日誌與操作機器。

無線膠囊食道酸鹼檢測的 3 個缺點

但這個方法有 3 個缺點。❶ 無線膠囊無法進一步判定酸性物質是逆流的酸液，還是吃下去的食物所造成，也無法知道逆流的是液體、固體或空氣。❷ 以胃鏡導管方式置放膠囊需要麻醉，且屬於侵入性檢查，仍有危險性。❸ 目前健保不給付，必須自費。因此，專業醫師會視實際需求來選擇 24 小時多管腔食道內抗阻併酸鹼度檢測或無線膠囊食道酸鹼檢測。

何時要考慮進行無線膠囊食道酸鹼檢測？

　　由於無線膠囊食道酸鹼檢測仍屬於自費項目，一般建議有以下幾種適應症，才需要考慮做無線膠囊食道酸鹼檢測：

1
難治之胃食道逆流症典型症狀

如持續的火燒心或胃酸逆流，經藥物治療至少 8 周以上反應不佳者。

2
胃食道逆流症非典型症狀

如不明原因胸痛、慢性咳嗽、氣喘、喉嚨異物感或聲音沙啞，經藥物治療至少 8 周以上反應不佳者。

3
術前評估與術後追蹤

正在接受外科逆流手術或內視鏡手術治療前之評估，或術後仍有符合前述 2 種症狀之追蹤。

4
其他

· 不能忍受導管型食道酸鹼值檢查之患者。
· 正常上消化道內視鏡結果之胃食道逆流患者。

掃描看更多！
一顆膠囊抓出
逆流的凶手

胃食道逆流的 7 種檢測法

方法 6：胃排空檢查

胃排空檢查（Gastric Emptying Time）是將一種放射性物質 —— 同位素製劑，注射到食物上後，讓受測者直接吃下肚，再進行造影掃描。如此一來，醫師可以透過摻有同位素製劑的食物，清楚觀測胃排空所需的時間長短及排空能力的強弱，藉此診斷噁心、嘔吐、胃食道逆流、胃炎等症狀，可能導致胃排空異常的嚴重性與相關治療效果。

胃排空檢查前置作業與過程

和大部分的檢查一樣，進行胃排空檢查前必須禁食 8 小時以上，並在前一天停用影響胃排空的藥物與禁菸，因為尼古丁會影響胃排空的速率。這項檢查有 2 種方式：❶ 固態食物的胃排空檢查，歷程大約需要 3 個小時，且幾乎全程站立照相（中間僅有短暫的休息時間）。❷ 液態食物的胃排空檢查，大概需要 2 至 4 個鐘頭左右，採半坐半臥的姿勢進行。

輻射劑量極低，不需特別防護

特別要說明的是，這個檢查使用的同位素製劑，其輻射劑量非常低，故不需特別防護，也不會增加致癌機率，更不會有不孕或後代異常的疑慮。除了胃食道逆流、糖尿病、硬皮症或慢性胃炎導致的胃排空異常外，像小腸蠕動異常、其他檢查判斷不出的胃部不適與消化不良等，都可以考慮進行這項檢查。另外，懷孕或可能懷孕、體重超過 100 公斤等，必須通過安全評估後才可接受檢查。

【胃排空示意圖】

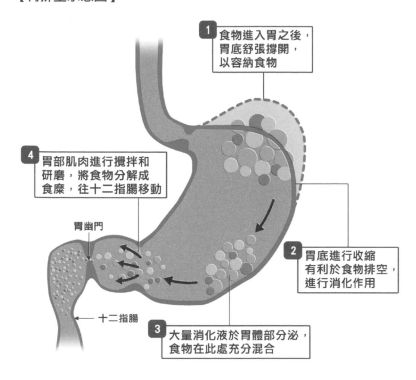

1　食物進入胃之後，胃底舒張撐開，以容納食物

4　胃部肌肉進行攪拌和研磨，將食物分解成食糜，往十二指腸移動

胃幽門

2　胃底進行收縮有利於食物排空，進行消化作用

←十二指腸

3　大量消化液於胃體部分泌，食物在此處充分混合

【胃排空所需時間參考值】

時間（分）	殘留程度
60	90%
120	60%
180	30%
240	10%

註：上述殘留程度以健康、成年人為基準

方法 7：食道壓力檢查

食道壓力檢查（High Resolution Manometry）的主要功能是評估食道蠕動功能與賁門（下食道括約肌）壓力的一種檢查。通常會建議溢胃酸、火燒心、咽喉或食道有異物感、非心因性的胸痛、吞嚥困難的人，接受食道壓力檢查，此外，這也是胃食道逆流手術前後評估的一種方式。如果檢測結果明顯是受測者下食道括約肌壓力不夠高，以致胃酸不受控制，就表示以藥物治療的失敗率或復發率較高，就會建議受測者要考慮接受手術治療。

食道壓力檢查前置作業與過程

進行食道壓力檢查前，必須空腹 8 小時以上，至於是否停吃慢性病或其他藥物、是否禁水等，得視個人狀況與醫師討論後決定。檢查時，受測者須躺平於病床上，醫師會將鼻胃管放入鼻腔與食道中，再以食鹽水注射口腔，吞服 10 次，同時連結電腦，並透過螢幕直接查看檢測結果，以得知食道、賁門收縮力量有無異常。全程大約 20 分鐘，即可完成。

什麼人不適合進行食道壓力檢測？

在某些特定的狀況下，是非常不建議進行食道壓力檢測，其中包括無法合作或意識不清、處於氣喘發作期、嚴重心衰竭等心肺疾病、7 天內曾接受上消化道手術、已知或懷疑有臟器穿孔、超過 24 小時但小於 14 天內曾有強酸強鹼導致的上消化道腐蝕，至於近期有心肌梗塞患者，則需會同心臟科醫師評估能否執行。

掃描看更多！
食道機能檢測
這樣做

【小病不治恐致命】

胃食道逆流
致癌四部曲

忽略治療的嚴重性
與可怕結果

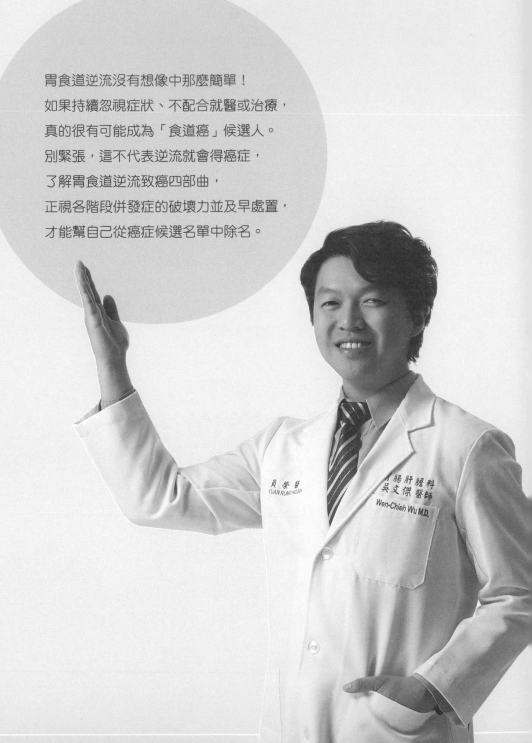

胃食道逆流沒有想像中那麼簡單！

如果持續忽視症狀、不配合就醫或治療，

真的很有可能成為「食道癌」候選人。

別緊張，這不代表逆流就會得癌症，

了解胃食道逆流致癌四部曲，

正視各階段併發症的破壞力並及早處置，

才能幫自己從癌症候選名單中除名。

3-1
誰會走上四部曲這條路？

放任胃食道逆流不理不睬，很容易再發生食道發炎、巴瑞特氏食道病變，甚至食道癌。雖然不是每個走在這條路的人都會走到「終點」，但既然 on the way，就要想個辦法（接受治療）離開這個軌道。

第 1 部曲：胃食道逆流

胃食道逆流可以很一般，也可以很可怕。持續被忽視而未能即使給予治療，接下來的過程很可能是「**逆流性食道炎→巴瑞特氏食道病變→食道癌**」，也就是胃食道逆流的可怕 4 部曲。一旦從單純的胃食道逆流進階到食道發炎，而且反反覆覆地發作，就算是踏上 4 部曲這條路，若再不好好處理，離巴瑞特氏食道病變（癌前病變）就更近一步了。

目前為止，仍有約 7 成的人不知道胃食道逆流與食道癌的相關性，且有超過 3 成的人以為胃食道逆流會導致的是胃癌。雖然說，並非所有的食道癌都是由巴瑞特氏食道病變演變而來，但還是不能輕忽罹患胃食道逆流之後，這一系列病變所產生破壞力。

我一直都在強調的是「胃食道逆流並非絕症！」這幾年來，胃食道逆流的相關研究與醫學技術愈來愈進步，想要根治胃食道逆流，已經不是天方夜譚了。這些年來，我與先進前輩共同為了強化大眾胃食道逆流的正確觀念而努力，目的就是要讓更多人（不論是患者本身，還是家屬）了解胃食道逆流的真面目。

此外，還是要讓大眾明白胃食道逆流「跨科會診」的必要性，想要痊癒非一科別（胃腸內科）一醫師就能達成目標。畢竟，任何一個長時間干擾生活的病症，都會連帶引發其他的生理與心理的不適，因此聯合其他科別或中西醫合作是必須的，唯有以恰當且適當的方式去面對與治療，才會得到最佳效果。

1 第 1 部曲

胃食道逆流

胃酸或胃內容物因故向上逆流至食道、咽喉，引起食道潰瘍、喉嚨發炎或其他病症。

4 第 4 部曲

食道癌

胃腸道癌症之一。雖然診斷並不困難，但早期幾乎無感，約 90% 病患是因吞嚥困難才發現。

2 第 2 部曲

逆流性食道炎

胃內容物因故逆流到食道，導致食道黏膜受損、發炎，甚至潰瘍或出血等現象。

3 第 3 部曲

巴瑞特氏食道病變

食道下端（即與胃部交接口）附近發生病變，以致原本的食道黏膜變成胃壁黏膜，此種變化可能會癌化。

第 2 部曲：逆流性食道炎

　　逆流性食道炎指的是胃酸或胃內容物因故逆流至食道，造成食道黏膜受傷、發炎、潰瘍，長期接受刺激的食道，還可能有出血現象或導致食道管腔纖維化狹窄。除了胃食道逆流等上消化道相關疾病之外，長時間放置鼻胃管或服用阿斯匹靈藥物、接受放療化療以致免疫力下降而感染等，都可能會引起食道發炎。

　　鼻腔食道不像胃一樣，有可以抗酸的黏膜與黏液保護，所以一旦遭受到逆流的胃酸（屬強酸等級）與胃蛋白酶的刺激，很容易就會引起潰瘍與發炎，反覆性的發炎與刺激會造成食道黏膜病變，也會使食道肌肉變得無力，導致胃食道逆流的症狀更嚴重，若再不積極治療與處置，恐怕難以恢復正常狀態。

　　臨床上，食道發炎常見的症狀有胸部中間疼痛、胸口或咽喉灼熱、反胃感（噁心感）、打嗝與腹脹。部分患者則可能會有吞嚥困難、持續性咳嗽、聲音沙啞等情形。雖然食道發炎並不屬於馬上致命的急性疾病，但確實是胃食道逆流致癌 4 部曲的第 2 個階段，不治療而使食道黏膜組織細胞病變程度加重的話，約有 4% 的患者會產生巴瑞特氏食道病變（Barrett's esophagus）。

　　在一般狀況下，會利用藥物來治療逆流性食道炎，其主要目的是將逆流而上的胃液控制在 pH 值 4 以上，以有效降低逆流物質的酸度，減少對食道刺激，降低發炎的情形，爭取食道的復原時間。但除了藥物之外，平時調整飲食模式與生活習慣，並遵照醫囑治療是很必要的。

第 3 部曲：巴瑞特氏食道病變

　　一位大約 50 歲的男性患者，長期有食物逆流、喉頭異物感、口臭與口苦的感覺，但因為工作繁忙，兩岸三地飛來飛去，就自行判斷是胃食道逆流的症狀，去藥局買成藥吃，完全沒有看過醫師。近一個月症狀加劇，常因半夜胸悶而失眠，本來的藥無法改善，又擔心是食道癌，終於願意來看診。

　　從胃鏡檢查發現，這位男性患者是嚴重的逆流性食道炎，且有長達 3 公分左右的「巴瑞特氏食道病變」，乍聽這個名詞他根本不知道是什麼。我也不意外，根據統計，大概有 9 成民眾不曾聽過這個名稱。我告訴他，巴瑞特氏食道病變就是所謂的「食道癌癌前病變」，一聽到跟癌症有關，他才知道事情大條了。

　　後來，除了給予他藥物治療之外，還建議他一定要改變生活習慣，否則光憑藥物，改善效果很有限。再經過詳細溝通後，他接受了 2 次食道熱射頻燒灼術，並在 1 年之內，透過藥物與飲食控制，擺脫了胃食道逆流與巴瑞特氏食道病變的困擾。

什麼是巴瑞特氏食道病變（Barrett's esophagus）？

　　巴瑞特氏食道病變是胃食道逆流 4 部曲的第 3 個階段，要走到這一步其實很簡單，只要食道反覆地發炎，長期受刺激的食道黏膜上皮細胞，就會從本來的扁平狀，像磚瓦般一層一層疊上去，逐漸轉變成柱狀，原本這類型的上皮只有在胃內或腸內才會有，若出現在食道裡，就很明顯是不正常的細胞了。

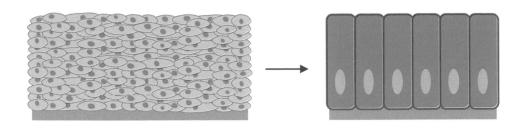

▲健康的食道黏膜細胞為扁平狀　　　　　▲巴瑞特氏食道病變的黏膜細胞
　　　　　　　　　　　　　　　　　　　　　呈柱狀

　　目前僅變成類似腸上皮的柱狀細胞，才有食道病變的機會，若是類似胃的柱狀上皮細胞，則不會變成癌症。所謂的「巴瑞特氏食道病變」就是專指食道上出現類似腸柱狀上皮細胞。這是一種不可逆、無法自癒的癌前病變，如果沒有及時治療或控制，之後很可能會演變成食道腺癌。根據統計資料顯示，巴瑞特氏食道病變患者之後罹患食道癌的風險，平均比一般人高出 40 倍以上。

　　一般說來，罹患胃食道逆流 5 年以上、年齡大於 50 歲、蘋果型肥胖或身高體重指數（BMI 值）大於 27、男性（罹病率為女性的 2 倍）、有吸菸或喝酒習慣、直系血親中有巴瑞特氏食道病變等，都是食道線癌的高危險族群，建議即使沒有相關症狀，也要接受胃鏡與切片檢查。臨床上，就有不少患者早期因沒有特別不適，忽略追蹤與治療，等實際出現有感症狀時已經產生癌變。最重要的還是早日戒菸及設法擺脫胃食道逆流的長期傷害，才能真正免除癌變的機會。

危險因子	巴瑞特氏食道風險（倍數）
超過 5 年胃食道逆流病史	3
年紀大於 50 歲	2
男性	2
抽菸	1.44
中心性肥胖	2
一等親屬有巴瑞特氏食道症	12
酒精	無關

【舉例說明】正常人罹患巴瑞特氏食道症的風險為 1

一個超過 50 歲（倍數 2）、腹圍超過 90 公分（倍數 2）的男性（倍數 2），有胃食道逆流病史 7 年（倍數 3），平常有抽菸習慣（倍數 1.44），其罹患巴瑞特氏食道症的風險，高出一般人將近 35 倍。

巴瑞特氏食道病變的 2 個關鍵提問

問題1 「有無細胞分化不良？」

　　這個問題關係到病變癌化的可能性。根據演變成食道癌的風險高低，會將巴瑞特氏食道病變分成「細胞無分化不良」「細胞低度分化不良」與「細胞高度分化不良」等 3 種。並非所有的巴瑞特氏食道病變都會變成癌症，但若屬於「細胞高度分化不良」患者，每年約有 7% 的機率會演變成食道腺癌，要趕快治療。常常有患者問我「所有變成巴瑞特氏食道的表皮細胞，都是高度分化不良的癌前病變嗎？」其實，不是的。案例中，大部分患者的病變是無分化不良或低度分化不良，僅有少數屬於高度分化不良的情形，不需要過度擔心。

（單位：人年）　　　　　　　　巴瑞特氏食道病變

正常　　　逆流性食道炎　　　低度不良　　　食道癌

3.8%　　　0.5%　　　0.7%　　　7%

胃食道逆流　　　　　　無不良　　　　　高度不良

問題 2 「病變範圍（長度）為何？」

　　簡單來說，就是要問醫生「病變的範圍到底有多大？」目前是根據布拉格嚴重度分類，將病變區用賁門口做為基準，來評估最低病變長度（C）與最高病變長度（M）。舉例而言，若拿到的胃鏡報告是巴瑞特氏食道「C2M5」，就代表最低病變範圍有 2 公分，最高病變範圍可以達到 5 公分（如圖所示）。那麼，到底病變範圍多長才算嚴重呢？一般認為超過 3 公分以上的病兆，即為「長的巴瑞特氏食道」就算嚴重了。長病兆後續變成食道線癌與細胞高度分化不良的機會是短病兆（3 公分以下）的 7 倍之多，因此才會建議長病兆患者務必及早治療，效果較佳。

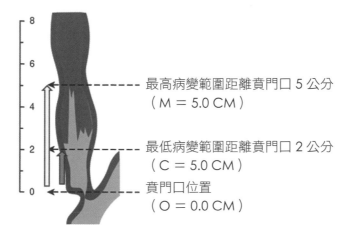

最高病變範圍距離賁門口 5 公分
（M ＝ 5.0 CM）

最低病變範圍距離賁門口 2 公分
（C ＝ 5.0 CM）

賁門口位置
（O ＝ 0.0 CM）

（圖片出處：sharmn P. et.al. Gastroenterology 2006.NOV.131(5): 1392-9）

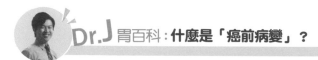

Dr.J 胃百科：什麼是「癌前病變」？

所謂的「病變」指的是「病理變化」，也就是疾病導致的細胞變化。病變可能是良性疾病所引起，也可能是惡性疾病所引起，其變化或許可逆，或許不可逆。

至於「癌前病變」指的是正常細胞轉變為癌細胞之前的過度時期。在這個階段的大部分變化，對人體幾乎無害且無感，不過，一旦出現這個過度時期，罹癌的機率就會大幅提高。常見的癌前病變很多，除了本書中有提到的巴瑞特氏食道症（食道癌癌前病變）外，還有肝硬化（肝癌癌前病變）、腺瘤性瘜肉（腸癌癌前病變）等。

吃藥控制就好，還是做手術保險？

門診遇過很多巴瑞特氏食道病變患者，是因為「在醫學中心照了胃鏡後發現有巴瑞特氏食道病變，醫生卻建議患者先吃藥治療，再加做每年的胃鏡追蹤就好。」擔心地跑來問我，沒有要開刀的建議妥當嗎。其實，在無分化不良的階段，以藥物治療搭配每 1 ～ 3 年的照胃鏡追蹤，是完全沒有問題的。待出現低度分化不良的或高度分化不良情形，再考慮做進一步治療即可。

在巴瑞特氏食道病變的治療上，可以分為：❶ 個人習慣調整、❷ 藥物治療、❸ 侵入性（手術）治療。原則上，多數會建議患者以個人習慣調整再加上藥物治療為主。這是因為目前由巴瑞特氏食道病變，轉變成食道癌的案例還不算多，比例上也不算高。在一般狀況時，只要巴瑞特氏食道病變的長度屬於短於 3 公分的短病兆，且沒有分化不良的癌變症狀，病患是可以透過長期吃藥與定期追蹤來治療與控制的。

　　值得注意的是，吃藥治療只能控制眼前的狀況，預防巴瑞特氏食道病變繼續惡化下去，已經產生的病變是不會消失的。若不想承受任何癌化的風險，與每年定期追蹤、照胃鏡的困擾，也可以在尚未癌化的階段，透過食道熱射頻燒灼術來做進一步的治療。這項手術的安全性極高，幾乎不會有其他併發症發生。

胃腸道換皮手術：熱射頻燒灼術

　　巴瑞特氏食道病變的侵入性治療主要有黏膜下切除術（ESD，Endoscopic Submucosal Dissection）和熱射頻燒灼術（RFA，esophageal radiofrequency ablation）2 種。

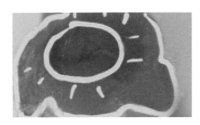

▲ 2014 年，其他醫師發現巴瑞特氏食道病變，吃藥追蹤 1 年

　　黏膜下切除術是透過內視鏡直接切除病灶，讓正常細胞從切除處再生，其手術時間與恢復期較長，通常需住院 5 至 7 天，如果病兆嚴重，需要切除的範圍較大的話，後續還可能造成食道狹窄或穿孔，飲食容易卡卡。

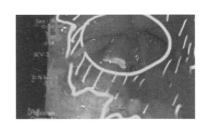

▲ 2015 年，經檢查後發現情況更嚴重，進行兩次食道熱射頻燒灼術

　　熱射頻燒灼術則像胃腸道的醫美手術，能讓病灶處「換皮」，比起黏膜下切除術，患者接受度更高。食道熱射頻燒灼術雖然屬於侵入性手術，但是以有麻醉的無痛胃鏡施行，利用手術器械把淺層食道病變的細胞燒灼掉，並將燒灼後的壞死病變上皮刮除，讓食道表皮黏膜重新生長，其手術時間僅需 15 ～ 30 分鐘，一個療程概進行 2 ～ 3 次手術。

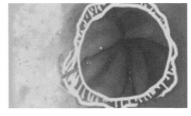

▲ 2017 年，術後 2 年巴瑞特氏食道病變範圍縮小（不到 0.3 公分），持續回診追蹤即可

誰會走上四部曲這條路？

食道熱射頻燒灼術的優點是併發症低、手術時間與修復時間都短，通常術後 2 ～ 3 天即可出院，2 周內就可完全復原。術後 3 ～ 6 個月定期回診追蹤，若無復發即是痊癒，大幅降低巴瑞特氏食道病變的癌化風險。目前只有 1‰ 的機率在恢復正常表皮後還會殘留病變細胞，是一勞永逸的最佳選擇。

【巴瑞特氏食道病變侵入性手術比較】

項目		黏膜下切除術（ESD）	熱射頻燒灼術（RFA）
說明		如削水果皮般，把病變範圍的細胞直接切除，正常細胞會在切除處再生。	類似熨斗的原理，利用高溫燒灼病灶處，將病變細胞燙死，正常細胞會從燒灼處再生。
術後食道完整		是	是
治療深度		較深	較淺
病灶類型		凸起	平坦
手術創傷		中等	極小
手術時間		2 ～ 6 小時	小於 1 小時
住院天數		5 ～ 7 天	2 ～ 3 天
併發症	食道狹窄	11~60%	14%
	食道穿孔	<4%	<1%

此外，2019 年 1 月起，健保開始給付食道熱射頻燒灼術的手術費，只要符合條件，病患就可以省下原本自費手術需要的 7 ～ 14 萬元的費用，僅須負擔器材費。不過，食道熱射頻燒灼術只能治療巴瑞特氏食道癌前病變，不能治療食道狹窄或其他胃部問題，術後仍須使用降胃酸藥物、胃黏膜保護劑。

　　食道熱射頻燒灼術目前使用的手術器械，主要會根據病兆長短來挑選適合的導管做治療，常見的總共有 3 種，若屬小範圍單處的食道病變，可以使用最細薄的隧道式導管治療（a），若是多處連續性的短病灶則選擇套頭式導管治療（b），若是大於 3 公分以上的病灶，則建議以氣球式導管做治療（c）效果最佳。

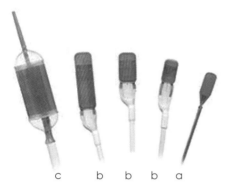

▲ 食道熱射頻燒灼術會依病灶範圍選適合的導管治療

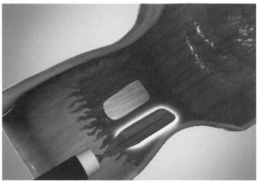

▲ 單處小範圍病灶會用最細薄的隧道式導管

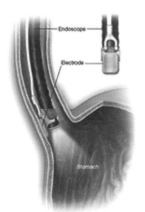

▲ 多處連續性的短病灶則以套頭式導管治療

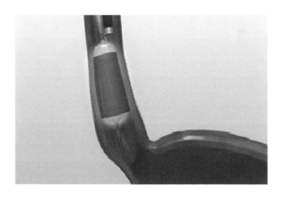

▲ 大於 3 公分的病灶則建議以氣球式導管治療

（圖片來源：[左上] https://www.todaysmedicaldevelopments.com/article/covidien-barrx-channel-rfa-endocscopic-medical-device-081713/　[右上] https://www.amdnext.com/barrx-channel-endocscopic-catheter.html#.XgBDk1Uzapp　[左下] https://thoracickey.com/esophageal-radiofrequency-ablation-for-the-treatment-of-barretts-esophagus-with-and-without-dysplasia/　[右下] The Barrx 360 Express RFA balloon catheter (Photo courtesy of Medtronic)）

誰會走上四部曲這條路？

第 4 部曲：食道癌

2018 年底，幾位正值壯年的知名人士，相繼因罹患食道癌而驟逝。54 歲的裕隆集團董事長嚴凱泰先生於 2016 年 4 月確診為食道癌第 3 期，隔月立刻入院開刀切除並接受治療，隨後亦定期返院追蹤。當時，嚴凱泰態度相當樂觀，但術後 1 年半左右，發現癌細胞復發且有腦部轉移，經過近 1 年與癌症奮戰，仍不幸病逝。

57 歲資深藝人安迪也是食道癌過世。起初，安迪因喉嚨被魚刺刺破開刀。雖然術後醫生有建議做胃鏡，卻礙於傷口未癒而拖延。之後因吃飯時食物突然卡在喉嚨、吞不下去掛急診，照胃鏡才發現食道有 5 公分的惡性腫瘤，確診為食道癌第 3 期。安迪接受化放療治療，但拒絕食道切除手術。只是上食道位於氣管附近的腫瘤無法有效控制，甚至壓迫氣管、影響呼吸，導致劇咳，造成呼吸道阻塞陷入昏迷，治療 3 周後因敗血症離世。

罹患食道癌就等於人生走到終點？

接連幾個名人罹癌或因此驟逝的報導，許多民眾對「食道癌」產生高度恐慌，喉嚨、食道不適而就診的人因此暴增。值得欣慰的是，食道癌因此成為各大媒體衛教的重點議題，讓許多原本沒想過要做檢查的潛在食道癌患者，隨著這一波「食道癌創傷症候群」的名人效應下，紛紛到胃腸內科門診接受胃鏡檢查。

近 20 多年以來，臺灣食道癌患者增加約 3 倍，某些縣市甚至成長 10 倍以上，發生率增加 100% 以上，已經好幾年名列國內 10 大癌症之一。除此之外，食道癌患者有年輕化趨勢，從早期多是 60 歲以上，到現在常有 40 多歲，甚至 30 多歲就罹癌的患者。

胃食道逆流四部曲的最終篇章是食道癌，但食道癌不見得就是人生最終篇章。治癒效果的好與壞，仍在於能否早發現早治療。過去，食道癌被認為是預後不佳、高死亡率高的癌症。主要是食道中沒有感覺接受器，以致食道癌早期幾乎無聲無息、不痛不癢，很多人是到吞嚥困難才驚覺不對勁而就醫。此時腫瘤大多已侵犯到肌肉層，屬於中晚期了，約 7 成患者發現時都是第 3 期後，5 年存活率僅剩 18.3%。

其實，最常見的食道癌仍以菸、酒、檳榔、愛喝熱飲造成的鱗狀上皮癌為大宗，約占食道癌 9 成以上，這與胃食道逆流引起的食道腺癌不同。雖然胃食道逆流患被認為可能與食道癌有關係，但主要是胃酸逆流灼傷食道，病灶以食道下段為主，所以逆流者不必過度緊張。但若屬於高危險群，則應該特別留意，改善不良習慣與預防性篩檢是很重要的。

誰是食道癌的高危險族群？

在臨床上，我看到的食道癌患者，多半是以辛苦的勞工階級為主，其中有高達 9 成都是 40 ～ 60 歲的家中經濟支柱。很多患者就語重心長的告訴我，不是自己不願意積極接受治療，而是一旦開始治療，就無法繼續工作，家裡就會過不下去，所以最後面對治療只能選擇用消極的態度來面對。應該格外注意的是，除了有抽菸、喝酒和嚼檳榔習慣的人，某些特殊情況也可能是食道癌的高危險群。

高危險族群 1 | 菸、酒和檳榔成癮者

食道癌患者以男性居多，約為女性的 8 倍，這與愛好菸、酒、檳榔有高度關係，這些都是食道癌的致病因子，像是喝了才有力氣的酒精提神飲料、交際應酬難免幾根菸幾杯黃湯、工地粗工或長時間開車的司機吃檳榔提神等。根據統計，有菸、酒和檳榔癮者，罹患食道癌風險比一般人高出 40 倍以上。

高危險族群 2 | 食道蠕動障礙或食道曾被劇烈破壞

食道蠕動障礙可能來自先天或後天因素，這會使食物停留在食道裡的時間變長，造成食道黏膜反覆發炎而致癌。食用過腐蝕性液體（如農藥）導致食道灼傷其食道癌比例也高出一般人，臨床上，就有患者是小時候誤食鹼粽水，造成食道嚴重灼傷，雖當時經治療痊癒，卻仍因食道黏膜被劇烈破壞，數十年後罹患食道癌。

高危險族群 3 | 喜好熱食熱飲與醃漬食物者

食道癌被稱為「吃出來的癌症」。研究發現，食道癌與熱食熱飲、愛吃醃漬物等習慣關係密切。吃東西只要覺得燙舌頭，就有害食道健康，超過 65°C 的飲品已被世界衛生組織（WHO）定義為可能致癌因子。醃漬與加工肉品中多添加「亞硝酸成分」的致癌物質，就曾有女性病患三餐都是醬瓜醬菜配飯，即使不菸不酒也罹患食道癌。

高危險族群 4 | 胃食道逆流病史

胃食道逆流患者的食道黏膜很容易反覆發炎，久而久之會造成黏膜細胞病變，從單純的逆流、食道發炎，進而變成巴瑞特氏食道症，這是一種癌前病變。根據數據資料顯示，有巴瑞特氏食道症患者之後罹患食道癌的風險比一般人高出 40 倍以上。若是屬於「細胞高度分化不良」的情況，每年則有 7% 的機率，會演變成食道腺癌。

胃食道逆流的老年患者有高頭頸癌風險？

由於食道癌早期沒有特殊症狀，很多患者會以為自己是胃食道逆流，甚至未經專業醫師診斷，直接買成藥吃。直到喉嚨卡住、吞不下去才發現罹癌。確實，大部分有這些症狀的患者，一開始都是良性疾病，包括胃食道逆流、心因性喉球症等。唯有提早檢查，才不會延誤病情。根據日本醫學界研究，食道癌長大 1 倍平均需要 6 個半月左右。當然，也有少數患者僅 1 個月癌細胞就翻倍成長。

根據最新 JAMA 醫學期刊（美國醫學會雜誌）研究報導指出，有胃食道逆流病史，且年齡大於 65 歲的病患，確實有較高的機率罹患頭頸癌，包括食道癌、喉癌、鼻咽癌與鼻竇癌等頭部與頸部以上的癌症（一般把腦瘤排除在頭頸癌症之外）。

此分研究分析美國 13,805 位有頭頸癌並大於 65 歲以上病患，與另外 13,805 位沒有罹癌但其他因素相近的病患做比較統計，結果發現胃食道逆流與各頭頸癌有很強的關聯性。有鑑於此，針對有胃食道逆流病史的食道癌高危險群，都會建議進行完整的相關性檢查，以防有漏網之魚。

所以胃食道逆流的患者最好要早點治療，盡可能控制病情，反覆拖延的話，有時候小病會拖成大病。除此之外，多留意獨居的親戚長輩，因為很多老人家會以為身體不適，是自然器官退化造成的，加上不想麻煩年輕人乾脆選擇隱忍，等到發現時症狀都很嚴重，像是胃食道逆流、食道癌和胃癌等，都是胃腸科很常有的老人疾病。

3-2
確診後的藥物治療法

若不能對症下藥，就是白吞了一堆藥，胃沒有好，恐怕連肝腎都受傷。諮詢專業醫師，遵照醫囑，選擇適合的藥物或其他方法，才能真正解決問題，把胃食道逆流造成的不便與不適降到最低。

錯誤用藥習慣創造的另類奇蹟

　　媒體報導，臺灣人愛吃胃藥的程度超乎想像，而且很大一部分都是自行去藥房購買成藥來吃。根據估計全臺灣每年可以吃掉 3 億 6 千萬顆胃腸藥錠，總重量約有 185 噸（1 隻大象大約是 5 噸左右），若把胃藥一顆一顆疊起來，高度大約是 1,600 座的臺北 101 大樓。開玩笑的說，這可謂是臺灣的另類奇蹟之一。

　　多數愛吃胃藥的人，可能是來自錯誤的用藥習慣（胃痛就買藥吃），大部分的因素可能也和就醫便利與健保低廉藥價有關。這當中，尤其又以胃食道逆流和消化不良服用的胃藥最多。仔細探究患者的想法，一開始吃藥或許真的為了治病，後來甚至有「沒病強身」的錯覺，最後就是形成依賴性，沒吃就渾身不對勁，想停都停不了。

　　不過，近幾年願意掛號看診的患者變多人，恐怕是因為注意到長期用藥可能會帶來的併發症，讓很多人都開始不敢亂吃胃藥。尤其是目前最有效果的氫離子幫浦阻斷劑，被研究發現有很多副作用，全國性的「胃藥恐慌症」讓患者紛紛到門診來要求換藥，甚至有患者寧願放任潰瘍出血也下定決心不吃藥，反而造成醫師治療上的困難。

這種恐慌，實在是假恐慌。根據專業研究報告，目前為止都尚未有定論，更別提會有什麼因果關係了。只要針對出現的症狀，並把握適當的用藥時機，就能遠離無謂的「胃藥恐慌症」。臨床上，光是用來治療胃食道逆流的藥物就很多元，像是氫離子幫浦阻斷劑、第二型組織胺阻斷劑、海藻酸鈉、黏膜附著保護劑、制酸劑、胃腸蠕動劑、神經感受性調節劑以及食道括約肌收縮劑等。

絕對不是廣告上說的那樣「一錠就搞定」。每個專業醫師都會根據個人化的病因，給予不同的藥物組合，我把這樣的方法稱為「胃食道逆流雞尾酒療法」。不過，藥要有效，需要病患配合才行，倘若對醫師不信任、對藥品的安全性有疑慮，再好的藥也沒有用。接下來，除了介紹的氫離子幫浦阻斷劑、第二型組織胺阻斷劑、海藻酸鈉、黏膜附著保護劑等診間最常使用的 4 大類胃藥外，也會介紹非典型胃藥的使用。

藥物 1 胃部最佳特效藥：氫離子幫浦阻斷劑

氫離子幫浦阻斷劑（proton-pump inhibitor，PPI）被譽為胃腸科的世紀發明。若患者只願意服用一種藥物，那這種藥絕對會是最佳選擇。從 1989 年第一種氫離子幫浦阻斷劑（Omeprazole）問世，至今已超過 30 年，是治療胃食道逆流、急性潰瘍性食道炎、維持食道潰瘍癒合、預防消炎用所造成的胃潰瘍、與抗生素合併治療幽門桿菌、十二指腸潰瘍和胃酸過度分泌的重要藥物。

值得注意的是，這種藥只會降低胃酸分泌的量，並不會改善逆流，但對於食道逆流所造成的併發症，還是有長效的保護效果。若確定是胃食道逆流患者，也包括確診有食道炎、巴瑞特氏食道病變等，吃這種藥效果就很不錯。

門診有位 50 歲左右的阿姨來看胃食道逆流。她告訴我，其實她的症狀很嚴重，大都是火燒心的感覺，但就是覺得看醫生很麻煩，每次不舒服，就去藥房買藥，還說藥劑師給她的是一天只要吃一顆，就很有效的藥。偏偏她吃了效果還好，不得已只好來看門診。

我問了阿姨一些問題，才知道問題很大。原來，阿姨本來是早餐後吃一顆胃藥，後來覺得半夜逆流比較厲害，就改成睡前吃，但症狀幾乎沒改善。於是，我先請她調整吃藥習慣，一定要在飯前 30 分鐘吃，可以是三餐中的任何一餐。另外，我加了第二型組織胺阻斷劑，讓她在睡前服用，減緩半夜不舒服的情形。

一個禮拜後回診，阿姨覺得很有效，急著問我什麼時候「會好」，她不想吃藥吃一輩子。我幫她做了胃鏡，發現她不僅食道嚴重發炎，還已經有巴瑞特氏食道病變，這樣的情形下，藥物還是需要長期服用才適當。看阿姨一臉無奈，我為她打氣說「如果瘦下來，就可以少吃一些藥啦！」她笑一笑回我「那還是吃藥比較實在。」

沒有最有效的藥，只有最適合的藥

上述案例中，藥劑師口中說的「1 天 1 顆」的胃藥，指的就是「氫離子幫浦阻斷劑」。目前市面上的氫離子幫浦阻斷劑大約有 5 種廠牌，雖然成分各有不同，但作用都是一樣的。各種成分的氫離子幫浦阻斷劑的效果與產生的副作用因人而異，即使吃 A 廠牌的藥物無效或出現不適，換了其他廠牌也許結果就不同了，所以對於患者而言，沒有最有效的藥物（廠牌），只有最適合的藥物（廠牌）。

　　氫離子幫浦阻斷劑吞下去之後，並非直接在胃裡就吸收，而是要到了小腸後才被吸收。最新的氫離子幫浦阻斷劑（Dexilant、Dexlansoprazole）為了延長藥效，還分成 2 階段做吸收（小腸前端與尾端），後再藉血液循環到達胃壁，進而降低胃酸的分泌，胃部可由 pH 值小於 4，提升到 5，甚至 6 以上，大幅降低逆流發生時，胃酸、胃蛋白酶對食道黏膜、咽喉的破壞程度。

　　非心因性逆流所引起的胸痛、火燒心等患者，連續服藥 7 天後，有 7 ～ 8 成的人可以獲得明顯改善。食道因為逆流而有發炎或潰瘍時，不吃藥而自癒的患者約 2 成而已，但搭配短期間（約 1 ～ 3 個月）使用氫離子幫浦阻斷劑治療，約有 8 成患者能癒合完整，若持續服藥，則約有 9 成不會再復發。對於其他非典型症狀如氣喘或夜咳等，效果都還不錯。至於一些只有慢性咳嗽或喉嚨不舒服等非典型食道外症狀，服藥仍有機會改善，但成功率大約只有 25%。

飯前 30 分鐘吃，1 天不超過 2 顆

　　氫離子幫浦阻斷劑雖然 1 天只吃 1 顆，但其抑制胃酸分泌的效果比 1 天要吃 2 顆的第二型組織胺阻抗劑（H2-blocker）更好，服用後約 1 個半小時內可以改善症狀，且藥效持久。一般持續服用 2 天到 3 天，就能達到最穩定的制酸效果。

　　但是，需特別注意藥物的服用方式。一般醫師建議在飯前 30 至 45 分鐘先吃藥，此藥物濃度會在服用後 2 ～ 3 小時達到最高峰。有的患者症狀比較嚴重，需要 1 天吃到 2 顆，就會建議早餐與晚餐前 30 分鐘吃。至於可否 1 天吃到 3 顆或 4 顆氫離子幫浦阻斷劑，目前醫界共識認為幫助不大，反而會加重副作用。

氫離子幫浦阻斷器之所以要在飯前吃，主要就是藥物是先被腸子吸收、被活化後，才會對胃的細胞產生作用，吃飯時活化的胃酸細胞最多，約75％左右，是氫離子幫浦阻斷劑抑制活化的細胞的最佳時機，降低胃酸分泌效果最好。多數的氫離子幫浦阻斷劑類藥物需要在飯前服用，目前僅有rabepreazole 跟 dexlanzopraole 兩種成分的藥，不限於空腹服用而已。若屬於不方便吞嚥的患者（如需藉由鼻胃管餵食等），則建議使用可以泡水飲用的 esomeprazole 和 lansoprazole。

　　此外，很多夜晚症狀嚴重的患者，會自己把藥挪到睡前才吃，站在專業的立場，是很不建議的。因為氫離子幫浦阻斷劑只作用在活化的胃酸分泌細胞，睡前是活化細胞最少的時候，效果自然不好。當然，如果睡前有吃宵夜，結果就另當別論。因為睡前服用氫離子幫浦阻斷劑類的制酸效果，比睡前吃第二型組織胺阻斷劑差，所以每當患者跟我抱怨吃藥都沒效時，我都會先請他們回想自己吃藥的方式，而不是一直無止盡地加藥。藥吃錯了，吃再多都沒用。

症狀解除後，可以漸進式的停藥

　　沒有人喜歡一直吃藥。很多患者在症狀獲得明顯改善後，多半會問我「什麼時候可以停藥？」這是我最常被問的問題之一。老實說，停藥與否的相關研究都還未定論，這個問題基本上不用太認真看待。目前為止，我的答案很簡單：沒有症狀後，就可以漸進式的停藥。

　　確診是逆流性食道炎之後，吃藥可以消炎、緩解火燒心症狀，但是無法把逆流治好，一旦停藥，症狀可能會重新出現，甚至再度發炎、出血。至於已經有巴瑞特氏食道病變的患者，代表食道逆流導致發炎的情形並非一天兩天的事了，這類患者被認為應該長期服用氫離子幫浦阻斷劑，否則發炎無法控制，故事就很容易往第 4 部曲 ── 食道癌發展了。

不過，有潰瘍或發炎的患者其實沒那麼多，大都是屬於暫時性賁門鬆弛和非潰瘍性的食道逆流。如果是這樣的患者，就可以改成有需要時再服用。臨床上，確實會請一些病情較為輕微的患者，改成「有需要再服藥」的處方。例如，每 2 星期減半一次藥量，或改成 2 天吃 1 次的方式，再逐漸降低劑量至停藥，以此規律方式執行，根據研究仍有 8 成患者的病況可以獲得控制。所以，即使胃酸仍無法穩定抑制，且可能出現食道發炎而不自知，但對於不喜歡吃藥的患者而言，這是一個折衷的方法，起碼讓患者願意在需要時服藥，而不是一味拒絕。

若是一開始就確診是嚴重食道潰瘍，甚至已經引起食道狹窄，或巴瑞特氏病變等患者，氫離子幫浦阻斷劑等胃藥是必須長期服用的（可依病況調整劑量），當然，接受手術治療也是一種選擇。不過，生活飲食的調整與控制和減肥，才是治療最基本的要求。

藥物 2 降階治療的輔佐大臣：第二型組織胺阻斷劑

雖然第二型組織胺阻斷劑（H2-blocker）對胃食道逆流的治療效果不能和氫離子幫浦阻斷劑相比，但仍是治療不可或缺的藥物，特別是服用氫離子幫浦阻斷劑而產生藥物副作用或過敏時，就能做替換。這種藥物可以阻斷胃腺細胞的組織胺接受器，減少分泌胃酸。

飯後服用效果佳，藥效達 8 小時

一般已經逆流且食道有糜爛發炎的患者，完全不吃藥自己好的機會是 2 成，服用第二型組織胺阻斷劑成功癒合機率增加到 4 成，而火燒心症狀則在服用 4 周後，約 5 成患者症狀會完全消失。第二型組織胺阻斷劑藥效約 8 小時，以 1 天服用 2 次、1 次 1 顆、飯後服用的效果最好的，1 天超過 2 顆只會增加藥物副作用，療效幫助不大。這個藥常見的副作用就是頭暈目眩，不適感會隨著服藥時間慢慢消失，若有這種情形發生，會優先選擇降低劑量，並做後續觀察。

確診後的藥物治療法

降階治療的輔佐大臣

此外，第二型組織胺阻斷劑更是為病患做「降階治療」時，會選用的藥物之一。當病患服用強效的氫離子幫浦阻斷劑一段時間，且症狀獲得良好控制時，除了至多半量地慢慢減藥外，大約 3 成患者可以成功轉換成這類藥物，且當中約有 5 成的人，之後可以停止服用胃藥。但降階治療只適合單純有逆流症狀的人，如果已有食道糜爛潰瘍或巴瑞特氏食道病變，建議持續服用氫離子幫浦阻斷劑，避免產生其他併發症。

短時間輔助氫離子幫浦阻斷劑的治療

另一種服用時機，來自輔助氫離子幫浦阻斷劑的治療。常有病患跟我說，早上 1 顆特效藥（即氫離子幫浦阻斷劑）可以讓白天火燒心的症狀都消失，但晚上睡到半夜都會因為胸口灼熱感或逆流而醒來。這時，就很適合在睡前加 1 顆第二型組織胺阻斷劑。不過，持續使用太久（超過 1 個月），效果可能會失效，因此建議不要長期使用。如果確診是真逆流，服用氫離子幫浦阻斷劑卻效果不好，胃液還是 pH 值小於 4 的情況，除了可以考慮手術治療外，也能同時使用氫離子幫浦阻斷劑與第二型組織胺阻斷劑，延長胃部酸鹼 pH 值大於 4 的時間，改善逆流的不適。

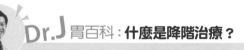

Dr.J 胃百科：什麼是降階治療？

降階治療是指在症狀控制得宜的情況下，減少服用的藥物種類或劑量，並不影響先前已控制住的病情，進行調整治療。反之，如果病情不穩定，控制效果不佳，需要提高藥物種類或劑量，就稱為升階治療。一般像是胃食道逆流藥物、氣喘藥、抗生素等，都會有所謂的降階治療。

簡單來說，降階治療是服藥後與停藥前的過度期，這是很必要的過程，如果患者因自認狀況控制得宜，未遵從醫囑而直接貿然停藥，很可能會導致控制住的症狀再度發作，甚至得使用比之前更強劑量的藥物才能壓制住相同程度的症狀。

藥物 3 胃內築高牆擋胃酸：海藻酸鈉

案例

　　曾有個老先生來看胃食道逆流，因為年紀大，還有慢性病，我就開給他藥物交互作用較小的海藻酸鈉。海藻酸鈉分為液狀（自費藥）和咀嚼錠（健保藥），因為療效差異不大，我選擇開海藻酸鈉咀嚼錠。

　　誰知道一個禮拜後老先生回門診，我就被罵慘了。老先生說，他吃第 1 顆藥就差一點被噎死，第 2 天就氣到不想吃了。仔細詢問後，才知道老先生咬都沒咬就想直接吞藥。海藻酸鈉咀嚼錠是 1 顆直徑 2 公分的圓形藥錠，直接吞不噎著才奇怪吧！

　　我趕緊跟老先生道歉，重新衛教一次。告訴他咀嚼錠是要含在嘴裡等藥丸變軟後，再咬碎、配水吞下。但保險起見加上老先生要求，這次我改開液狀海藻酸鈉。再回診時，老先生的逆流就改善很多。

　　這個被暱稱為「海藻膠」的胃藥——海藻酸鈉（Alginate），相當好用。尤其服用氫離子幫浦阻斷劑效果不佳的病患，就可以搭配使用。雖然目前研究報告並無定論證明 1 加 1 大於 2，但就臨床經驗顯示，餐後加服海藻酸鈉可以適度改善逆流，藥效作用的時間也比氫離子幫浦阻斷劑、第二型組織胺阻斷劑還快。若病患屬於無發炎的輕微胃食道逆流，只要單一給予這種藥物使用即可。

藥物交互作用小，孕婦與長輩的最佳選擇

　　海藻酸鈉藥物交互作用小，幾乎沒有副作用。不只適合用在老年人，也很適合給孕婦使用。經實驗證實，此藥物對於動物與人類都無害。因此臨床上我常使用海藻酸鈉來治療胃食道逆流的孕婦，比起其他藥物，相對安全。

只有大約 2 成服用海藻酸鈉的患者，回診時會抱怨吃藥後肚子變得很脹，甚至脹到想吐，讓胃食道逆流症狀不減反增。胃脹感是來自海藻酸鈉膨脹後填充了胃的空間，如果胃部已被食物填滿（如吃了一頓大餐），飯後再吃藥，當然胃就會爆炸，胃酸、海藻酸鈉就會往口腔衝，酸逆流、火燒心可能會更嚴重。要避免胃脹的方法很簡單，除了減少每餐的食量外，也可以在醫生指示下減少藥物劑量。

便祕也是海藻酸鈉的常見副作用之一，若有此情形發生，醫生通常會減低藥量、換藥或建議患者改用液狀的海藻酸鈉。液狀的海藻酸鈉作用速度較錠狀快速，藥物成分中除了有藻膠酸外，還有能中和胃酸的小蘇打，而且相對於咀嚼錠劑來說，比較不容易發生便祕的問題。海藻酸鈉的咀嚼錠是以藻膠酸為主要成分，碳酸鎂與氫氧化鋁則為副成分，其中鋁鹽很可能會引起便祕的情形。

海藻酸鈉的藥物作用機轉

與其他胃藥很不同的是，海藻酸鈉主要是以物理屏障方式來緩解逆流症狀。當食物進入胃中，大部分胃液跟食物中和後會降低酸度（pH 值上升到 4.7 或更高），只有最上方胃液無法被中和，被稱為「酸袋」，大部分飯後發生的胃酸逆流，都是胃部蠕動擠壓到「酸袋」而導致。這時候，海藻酸鈉就能發揮很大的作用。由於這類藥物常會合併一些制酸劑成分，也能達到中和胃酸的效果。

海藻酸鈉藥物中的藻膠酸（sodium alginate）成分在與胃酸接觸後，只需要 5 ～ 10 秒就會快速發脹，發脹後的海藻膠會浮在胃液最上面，填滿原本酸袋的位置，在胃跟食道中間築起了一道牆。這種物理性屏障不會被身體所吸收，大約 2 個小時後，就會隨著消化作用，跟著胃液與食物一起排至腸子，最後藉由糞便排出。

掃描看更多！
會發脹的
神奇胃藥

海藻酸鈉防護牆
海藻酸鈉進入胃部、與胃酸
接觸後，會形成懸浮物於
胃液最上層，在胃與食道間
築起一到牆，防止逆流。

酸袋
此處的胃液未被食物中和，
pH約為1.6左右，進食後逆流
大部分是「酸袋」酸液受
胃蠕動擠壓而導致

胃內容物
此處胃液受食物影響而被中和，
pH約為4.7（或更高）。
內容物包括膽汁、胃液、
食物等。

藥物 4 胃部傷口的紗布：黏膜附著保護劑

黏膜附著保護劑（Mucosa protecting agents）即鹽複合物與氫氧化鋁，分
粉末狀與液態等劑型，目前認為液態劑型效果較佳。黏膜附著保護劑可以
直接包覆食道與胃黏膜，在潰瘍、有傷口的黏膜表面形成保護膜，就像蓋
覆一層防水紗布般，阻隔掉食物與胃液的刺激與二度傷害。若胃部或食道
沒有傷口，這種藥起不了太大的幫助，反而是氫離子幫浦阻斷劑才是最主
要的藥物。

強化效果的 4 種情況

臨床上，這種藥一般會搭配胃酸抑制劑或中和劑來強化治療效果。以
下幾種情形是被認為使用黏膜附著保護劑是很有幫助的：

確診後的藥物治療法

- 胃食道逆流情形嚴重時，甚至出現潰瘍與出血，在做胃鏡止血後，裸露的潰瘍傷口就很適合使用
- 胃潰瘍與十二指腸潰瘍時，黏膜附著保護劑可以搭配氫離子幫浦阻斷劑使用，加速傷口的癒合速度
- 逆流性咽喉炎狀況嚴重時，由於吞嚥食物會痛，或一整天都覺得喉嚨卡卡的，也可以使用黏膜附著保護劑
- 食道靜脈曲張結紮後的傷口照護、食道癌或胃癌切除後傷口照護等內視鏡手術後，黏膜附著保護劑擔任協助復原的角色

腎臟病患與孕婦要留意使用

　　和氫離子幫浦阻斷劑一樣，黏膜附著保護劑建議在空腹使用，視病情嚴重程度 1 天服用 2 至 4 次。因藥物含有氫氧化鋁的成分，會造成便祕、噁心的情形，腎臟疾病患者要小心使用，可能會加重透析性骨軟化或腦病變、低磷血症。另外，在孕婦身上使用亦要留意，雖動物實驗證實無害，但人類尚無相關實驗。

 Dr.J 胃百科：還有更新型的胃藥嗎？

高達 3 成患者使用傳統制酸劑及氫離子幫浦阻斷劑無法控制症狀。目前國外已有最新型制酸藥物問世，正式名稱為「鉀離子競爭性酸阻斷劑」（P-CABs.）。這類藥物共有 3 種，分別為 Vonoprazan、Tegoprazanu 及 Revaprazan，都是需要醫師處方的藥品。截至 2019 年底，日本與韓國病患已經可以使用，臺灣預估 1 ～ 2 年後開始使用。

鉀離子競爭性酸阻斷劑是以全新方式抑制胃酸分泌。氫離子幫浦阻斷劑是在小腸被吸收，大約需要 30 分鐘才能藉由血液循環帶到胃裡，不可逆地抑制活化胃壁細胞上的氫／鉀離子 ATP 酶（H+/K+ATPase），並非民眾認為的直接在胃裡吸收作用。鉀離子競爭性酸阻斷劑則是直接在胃被吸收作用（與鉀離子競爭），屬於可逆性抑制氫／鉀離子 ATP 幫浦，無論細胞有無活化都抑制，能更快速更有效甚至更長久地抑制胃酸的分泌，給予難治性胃酸逆流與胃酸相關胃病患者另一種藥物選擇與希望。

藥物 5 非典型胃藥的使用

「什麼叫做非典型胃藥？」其實，就是「不是治療胃疾」的藥物。不過，不代表這種藥物對胃食道逆流的症狀沒有效果。雖然非典型藥物的作用機轉跟胃本身沒有太大關係，但藉由調解神經與大腦的感受，可以間接治療胃食道逆流或難治型胃病。

很多患者因為胃腸疾病而就診，卻在胃腸科拿到這些非典型胃藥處方時，腦海都會有千百個問號「為什麼醫師要開這種藥給我呢？」在看到藥袋說明，發現是治療肌肉痠痛或憂鬱症恐慌症的藥物，就更是百思不得其解了。再看看藥物副作用，索性就直接把藥給扔了。

很多時候，就是因為患者對於這些非典型胃藥的使用不了解，即便我在門診已經苦口婆心的解釋，患者還是感覺「怕怕的」。不過，這種非典型的藥物在胃腸科使用的機會很高，我就經常使用這些藥來治療敏感性的火燒心和喉嚨卡，尤其是後面會特別介紹的肌肉鬆弛劑（Baclofen）和神經調節劑。

第 1 種 肌肉鬆弛劑（Baclofen）

Baclofen 是一種常見的中樞型肌肉鬆弛劑，一般適應症為「限於脊髓和大腦疾病或損傷引起的肌肉痙攣」。大概 30 多年前，臺灣就有這個藥的使用了。Baclofen 是模擬 γ-胺基丁酸（GABA，中樞神經抑制性傳導物質）的成分，抑制人體脊髓反射與運動神經，達到改善肌肉緊繃及抽筋的情形，在骨科、復健科與神經內外科都經常使用。在胃腸科，使用 Baclofen 則需要小心評估。

確診後的藥物治療法

■ 增強賁門收縮力量的大力丸

常有患者跟我抱怨，「除了做手術以外，難道就不能透過藥物來增強賁門收縮的力量嗎？」其實，Baclofen 就是這類藥品。Baclofen 藉由抑制中樞神經達到減少賁門口下括約肌打開鬆弛的時間。賁門下括約肌打開鬆弛在生理上以「打嗝」方式來表現。

當胃被食物或空氣撐大時，賁門會有神經傳到大腦引發反射反應，賁門下括約肌就會短暫性鬆弛（Transient lower esophageal sphincter relaxation，TLESR），過多的胃氣就會藉由打嗝排出體外，舒緩胃脹的情形。但打嗝常會伴隨胃酸甚至食物逆流而上，引發嚴重的胃食道逆流症狀。

很多患者拿到藥，看到是肌肉鬆弛劑都不敢吃，跑回來診間問我「明明是賁門鬆了，為什麼還要吃肌肉鬆弛劑？」擔心會愈吃賁門愈鬆（愈容易逆流）。當患著經診斷是因為打嗝次數過多，且賁門肌肉無力時，我才會短暫使用低劑量的 Baclofen 來降低打嗝的頻率，增強賁門的強度，進而改善逆流的症狀。

■ 使用 Baclofen 的 4 個注意事項

然而，Baclofen 在一般不常使用在胃食道逆流輕症患者身上。大家可能會覺得疑惑，既然是賁門大力丸，為什麼不多使用呢？這是因為 Baclofen 有使用上需要特別注意 4 個事項：

· 服藥後產生的神經性副作用，包含暈眩、噁心、嘔吐、嗜睡等，尤其對於老人家的影響更為顯著。因此在老年人族群會盡量避免使用。此外，若是一般患者，則多半會建議於晚餐或睡前服用，降低副作用所帶來的影響。

· 腎功能不好的患者，由於代謝功能相對較差，會導致藥物累積在體內而引起昏迷，建議要避免使用或少量使用。

- 此藥物的國內適應症是「限於脊髓和大腦疾病或損傷引起的肌肉痙攣」，雖然對打嗝藥效是多年來國內外都證實的方式，卻仍非國內適應症，因此在使用上多為二線治療（即短期輔助治療）藥物，並須在取得患者了解與共識後才開立使用。

- 最後，也是最重要的就是「不要突然停藥」，務必依醫囑指示。尤其是已經服用超過 1 個月以上的長期使用患者，可能會有嚴重中樞神經系統副作用，包括產生幻覺、癲癇及意識錯亂等副作用。

　　有鑑於以上 4 個因素，臨床上在使用 baclofen 時，多會進行慎重的評估，並在短期改善後逐漸停藥。若是因為副作用而不敢用藥，難治型胃食道逆流患者很可能因此失去治療的機會，或必須承受症狀帶來的莫大困擾。唯有良好的醫病溝通管道，才能在用藥風險與治療益處中取得共識，讓藥物發揮最大的療效。

第 2 種　神經調節劑

　　常見的抗憂鬱劑 —— 神經調節劑，同為治療胃食道逆流頻繁使用的非典型藥物。不過，別誤會了，不是因為有憂鬱症才開這種藥。雖然我確實遇過很多難治型的胃食道逆流患者，在我開了神經調節劑治療後，被患者自發性的丟掉或停用。

　　甚至直接跑來診間跟我抗議「我又不是憂鬱症，吳醫師是不是開錯藥了啊！」或在患者抱怨一直吃藥都沒效果時，我反問之下才知道，原來他們都自動忽略那 1 顆治療憂鬱的藥物了「喔，藥我都有吃啊，只有那 1 顆抗憂鬱的我沒吃，我又沒有憂鬱症……！」

　　其實，用來治療功能性或敏感性胃食道逆流症狀的神經調節劑，劑量是相當低的，大約只有治療憂鬱恐慌焦慮的 10%而已（甚至更少），所以切勿害怕服用，否則可能失去治癒的機會。

確診後的藥物治療法

■ 敏感型患者絕對不是無病呻吟

根據 2019 年最新研究指出，難治型胃食道逆流的患者中，有將近 50% 是食道對逆流過於敏感而導致，也就是在正常人可以接受的逆流次數及時間下，這些敏感型患者卻覺得很痛很不舒服。不理解的人，可能會認為他們在無病呻吟，但絕對不是，因為他們確實感覺到痛。

典型胃藥的使用對這類患者的效果奇差，透過精密檢查才能診斷是否為此類患者，臨床上我多會以無線膠囊食道酸鹼檢測（48～96 小時）或 24 小時 pH 值酸鹼度監測來找出這些患者，並給予正確的治療。

■ 常見的神經調節劑種類與特色

當症狀無法被傳統型胃藥緩解時，不用過於擔心。在 2018 年美國頂尖消化雜誌研究就指出，使用三環及異環抗憂鬱劑或選擇性血清回收抑制劑等，可以改善高達 30% 食道對疼痛的感受性，敏感型或功能性胸痛、火燒心患者使用這類神經調節劑，有 5 成以上能獲得改善，若是難治型胃食道逆流症狀或非典型症狀的緩解，可以高達 6 成的進步，特別是選擇性血清回收抑制劑的效果最好。

我在臨床上經常使用低劑量的第 1 代的三環及異環抗憂鬱劑（tricyclic and tetra ／ heterocyclic antidepressants，TCA），第 2 代的選擇性血清回收抑制劑（selective serotonin reuptake inhibitors，SSRI）或正腎上腺素與血清回收抑制劑（serotonin-norepinephrine reuptake inhibitors，SNRI）。第 1 代的三環及異環抗憂鬱劑可以增加神經傳導物質在突觸間的濃度，包括多巴胺、血清素與正腎上腺素都會上升，至於第 2 代選擇性的藥物，就可以控制讓哪一種物質上升，減少不必要的副作用，效果較為明顯。

■ 神經調節劑要吃多久才有效果？

神經調節劑的療效並不是 1 天（或 1 顆）就見效喔！通常需要至少 1 個禮拜的時間，讓體內的藥物濃度達到穩定，症狀就會慢慢減輕，千萬不要抱持過度期待，而在前 3 天無感就放棄。此外，這類藥物的劑量需要慢慢地增加，一次下手太重的話，吃了不是昏睡，就是失眠。

「我要吃抗憂鬱藥物一輩子嗎？」「那我的神經敏感會不會好？」這是患者常會問我的問題。雖然抗憂鬱劑不會成癮或依賴，但當患者的症狀獲得改善，甚至幾乎消失不見時，還是可以逐漸減藥的。這邊要強調的是，循序漸進的減藥，不是說停就馬上停。

因為長期服藥的患者突然停藥時，不舒服的症狀會變嚴重，甚至產生停藥症候群（discontinuation syndrome），尤其是胃食道逆流常用的選擇性血清回收抑制劑（SSRI）及三環及異環抗憂鬱劑（TCA），會產生頭暈、疲倦、焦躁、易怒、噁心，甚至肌肉疼痛等症狀，使用三環及異環抗憂鬱劑（TCA）的人還可能會有失眠，甚至心律不整等副作用。

這是因為在一段時間使用這類藥品後，已經調節腦中神經傳導物質的濃度，突然停藥會導致身體來不及適應，因而誘發憂鬱或易怒等情形。通常需要等待 1 至 2 個星期才會慢慢適應，所以停藥之前，我都是採每周減少藥量直到完全停藥為止。

療程結束後，這類的患者是有可能再復發的。原因多半是來自壓力的生活及特定事件，所以除了平常要盡量保持身心愉快與規律運動習慣外，可以多吃一些可以增加血清素的快樂食物，香蕉就是一個不錯的選擇，這樣就可以跟藥物永遠說再見了。

確診後的藥物治療法

Dr.J 胃百科：**常見非典型胃藥的副作用**

▌ **三環及異環抗憂鬱劑（TCA）**

心律不整、姿勢性低血壓（容易跌倒）、便祕、口乾、尿液滯留、視覺改變、肌肉痙攣、癲癇、性欲降低或勃起（高潮）困難、體重增加、過度鎮定

▌ **選擇性血清素回收抑制劑（SSRI）**

頭痛、性欲降低或勃起（高潮）困難、磨牙、容易跌倒、活動力過度、消化道出血、骨質流失、體重增加

▌ **正腎上腺素與血清素回收抑制劑（SNRI）**

高血壓、尿液滯留、頭痛、性欲降低或勃起（高潮）困難、活動力過度、失眠、噁心、嘔吐

手術治療前，應該知道的事！

透過生活和飲食的調整，並搭配藥物等保守治療方式，約有 7 成患者能明顯改善，另外 3 成治療效果不如預期者，多半是胃食道結構已經發生改變，此時，就可以考慮透過手術來治療了。

 手術治療前停看聽

　　超過 7 成胃食道逆流患者，透過藥物治療與改變生活飲食型態後，都會有一定程度改善。由於多數胃藥作用機轉是減少胃酸分泌和中和胃酸，但胃酸只是逆流眾因素之一，近 3 成患者逆流是因為胃食道變形或功能異常，如下食道括約肌無力、橫膈膜疝氣等，難以透過藥物達到預期的治療效果。

建議進行手術治療的 3 種情況

情況 1 保守治療或藥物療法無效時

　　胃食道逆流治療一般是優先考慮保守治療或藥物療法，保守治療包括改變生活與飲食型態。但如果如火燒心症狀持續造成困擾，影響生活品質時，就可以考慮以手術方式治療。

情況 2 有賁門鬆弛、橫膈膜裂孔疝氣時

　　當賁門、橫膈膜等功能或結構已經出現異常，單純只靠藥物治療或保守治療（調整習慣），通常改善效果非常有限，若能透過手術治療，才能達到較好的效果。

情況 3 出現嚴重的胃食道逆流併發症時

　　胃酸長時間腐蝕食道黏膜，可能造成食道狹窄或食道潰瘍，嚴重者還可能會有穿孔或出血的現象。胃食道逆流到這種程度，手術就是治本的選項了。

內視鏡手術 vs. 外科手術

　　目前治療胃食道逆流的手術方式，分成使用「胃鏡」來施行的內視鏡手術，和透過腹部「開刀」或使用「腹腔鏡」進行的手術，其中腹腔鏡手術跟開腹手術都屬於外科手術。開腹手術是一般人認知的開刀，需要切開腹部、用肉眼直接觀察而進行的手術。腹腔鏡手術則僅需讓腹腔鏡進到體內，透過螢幕來觀察臟器，再搭配手術專用的器械，隔著肚皮就可以在腹腔內直接施做與治療。

　　對病患而言，腹部開刀手術與腹腔鏡手術的最大差別，在於傷口的大小，當然這攸關後續的恢復過程、傷口照護、住院時間長短與留疤程度等。有別於腹部開刀手術，腹部會有將近 30 公分的切口，腹腔鏡手術最多只會有 3 ～ 5 個、大小 1 公分以下的小傷口。

　　若以胃底折疊手術為例，開腹手術約 5 天後才能下床活動，住院時間長達 1 ～ 2 周，其中第 1 周需要使用強力的止痛藥物，才能有效舒緩傷口的疼痛，患者平均要經過 6 周休養，才可能回復正常工作與生活。

　　若改以腹腔鏡微創手術或達文西機器人微創手術進行，術後大約只需住院 3 天，手術當天就能下床活動，通常只有前 2 天需要止痛藥物，1 周內就可以回復正常工作與生活。

胃食道逆流的 2 種內視鏡手術

　　除了外科手術外，胃腸內科最常透過內視鏡（胃鏡）手術來治療胃食道逆流。其實，內視鏡手術與腹腔鏡手術都可以算是微創手術，其中內視鏡手術更被視為未來胃食道逆流手術治療的主流，後面將會介紹 2 個目前常見的內視鏡手術。

內視鏡手術 1 熱射頻胃賁門緊縮術

 案例

　　30 歲的呂先生受胃食道逆流的困擾長達 16 年多。國中時就常有脹氣、灼熱感、食物溢出、溢酸的情形。食物溢出多在吃飯時或吃飯後發生，嚴重時，還會吐光食物。又尷尬又好笑的是，曾經在小吃店吃完飯後又通通吐出來，讓老闆誤會自家餐點太難吃才會這樣。此外，清晨時分老因為被溢酸感而從夢中驚醒，吐出的水又酸又臭。曾經多方嘗試中西醫的治療都沒甚麼效果，故跑來我的門診求救。

　　我替呂先生安排胃鏡後，診斷出他的賁門鬆弛，導致門戶大開，還有少見的克隆氏症。進一步再安排食道機能檢查，發現他 24 小時內有高達 78 次的胃酸逆流，平均每個小時發作 3 ～ 4 次以上，長期發炎造成他食道肌肉無力早衰，顯示他的病情非常嚴重。

　　後來，他接受醫療團隊建議，成為國內第 1 位熱射頻胃賁門緊縮術的受惠者。手術後 2 天就順利出院，2 周後症狀就有改善。透過追蹤證實他的胸口灼熱感嚴重度從 14 分降至 2 分，胃逆流嚴重度也從 16 分降至 4 分。術後 3 個月，他甚至完全停用胃藥，不僅擺脫了 16 年來胃食道逆流困擾，更提升了生活品質。

臨床上，胃食道逆流患者有 3 成是屬於長期吃藥效果卻不佳的「難治型胃食道逆流」，部分原因是下食道括約肌無力或橫膈膜疝氣。2017 年底之前，醫生多會建議這些患者進行腹腔鏡胃底折疊術，術後能改善症狀的患者約有 9 成。但這個手術有一定風險，其中約 3 ～ 10%術後會出現胃包繞食道太緊而有吞嚥困難的症狀，所以很多人寧可長期吞藥、忍受惡劣生活品質，卻不願進行手術。

2017 年底，熱射頻胃賁門緊縮術（Stretta procedure，簡稱 Stretta）引進臺灣，目前仍是最新的微創治療方式。這項手術在國外已有超過 18 年的歷史，不僅能治逆流症狀、終結依賴藥物的生活，手術併發症也非常低（不到 1%）。這個手術是透過胃鏡協助，讓射頻能量從針頭傳送至下食道括約肌，促進肌肉增生，重新塑型。下食道括約肌重新塑形的時間長短因人而異，完全取決於每個人肌肉生長速度的快慢。平均術後 1 年，括約肌能增大到原本的 2 倍。

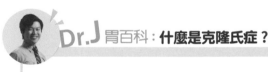

Dr.J 胃百科：**什麼是克隆氏症？**

克隆氏症（Crohn's disease）是一種發炎性腸道疾病，從口腔、胃腸道至肛門的任何部位都可能發炎，但較常發生在大腸或小腸，約半數會有直腸病變。患者常有症狀包括腹痛、腹瀉、發燒、體重減輕、血便、口腔潰爛、關節腫痛，並伴隨極度疲倦、噁心、想吐（嘔吐）的感覺。甚至會有壞疽性膿皮症、結節性紅斑、腸阻塞等腸道外症狀。

一般認為克隆氏症的病因和免疫反應失常有關。好發年齡為 15 ～ 35 歲，但最常在 20 歲左右發生。藥物治療以類固醇（steroids）等改善胃腸症狀為主，亦可以考慮進行切除部分腸道的手術，不過手術後仍有復發的可能。

特色 1 **手術併發症發生率不超過 1%**

進行熱射頻胃賁門緊縮術後，當天就可以在身體可承受的範圍內，回復到原本的生活，包括運動。最主要的不舒服會發生在術後 2 ～ 3 天左右，大部分會感覺喉嚨疼痛，僅有 5% 患者會感受到胸悶、1% 患者會感受到胸口疼痛。另外，約有 5 ～ 8% 患者術後會有持續打嗝或脹氣問題，但這個狀況約 2 周左右就能緩和。

同時，在 2,468 個手術個案、最長時間追蹤到 10 年的研究裡，熱射頻胃賁門緊縮術總併發症極低，發生率只有 0.9%，僅 0.3% 術後會有食道破皮與裂傷，0.1% 有嚴重胃不蠕動情形，至於食道出血與縱膈腔（胸腔內兩側肺臟中間部位）感染機率則為 0.04%。

特色 2 **6 成患者完全停藥，9 成患者症狀改善**

熱射頻胃賁門緊縮術可以使肌肉纖維增生，讓括約肌透過重新塑型而變厚，恢復胃口守門員的功能。但是療效並不是一蹴可幾，我把恢復和治癒的過程形容成「龜兔賽跑」，也就是緩增成長的過程。其實，患者術後每周回診，都會有一些細微的改善。有時候，快速進步不見得好，因為這可能會使火燒心和逆流情形復發。

術後的恢復過程，可能需要花上 8 ～ 12 個月的時間，但也有少數人只花了 3 ～ 5 個月就好了。臨床案例中，在手術 8 周之後會有比較明顯的進展，部分呼吸道或咽喉逆流的患者，可能在前 6 個月都感受不到明顯改善。約在術後 12 個月，括約肌可以達到原本 2 倍，但下食道括約肌重新塑形時間因人而異，只有在組織癒合後、括約肌開始增生，逆流症狀才會開始明顯緩解。

有研究數據統計，熱射頻胃賁門緊縮術可以讓 5 到 7 成患者停止長期使用氫離子幫浦阻斷劑，即使無法停止藥物治療，也有超過 7 成以上患者可以達到改善生活品質與減少用藥頻率的效果。大部分患者在手術後 10 ～ 11 年並無明顯復發，且超過一半在完成手術後，能持續維持不需服藥的狀態達 10 年以上，或僅需服用非常低劑量的藥物。值得一提的是，此手術對於咽喉逆流和食道逆流特別有效，對於減重手術和胃食道逆流手術後復發所發生的胃食道逆流亦有幫助。

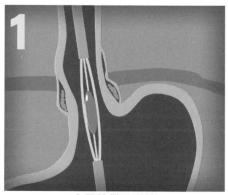

由胃鏡帶入導管
手術導管為特殊設計儀器，
前端夾帶一個可漲起的氣球和四根針

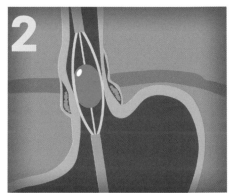

氣球撐開管線
透過脹大的氣球將導管管線撐開，
傳送射頻能量至下食道括約肌

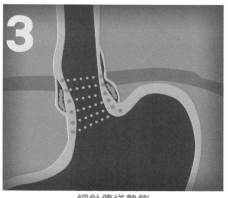

細針傳送熱能
透過主機的監測和控制，細針準確傳
達能量和溫度至肌肉層

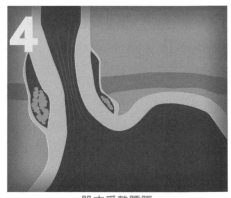

肌肉受熱腫脹
促進肌肉增生，平均術後 1 年，括約
肌會增大到原本的 2 倍

內視鏡手術 2 抗逆流黏膜切除術（ARMS）

　　抗逆流黏膜切除術是一種胃鏡手術，其做法是透過胃鏡在賁門處做胃黏膜的切除。簡單來講，就是創造賁門附近的胃潰瘍（傷口）後，再利用傷口癒合時結疤的力量來縮小賁門，以達到治療難治型胃食道逆流症狀的效果。

　　隨著技術進步，改良後的切除技術，大幅降低術後食道狹窄的機率。研究報告指出，抗逆流黏膜切除術可以在術後 2 個月左右有效改善胃食道逆流症狀，約有 23％患者可以減少胃藥使用，約有 55％患者可以停用氫離子幫浦阻斷劑。術後 1 年停用氫離子幫浦阻斷劑的病患高達 61％。

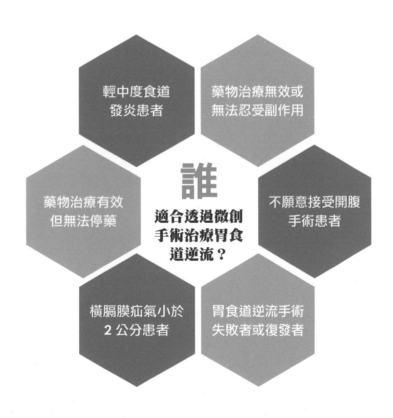

跨科診療室 ⑧

胸腔外科

×

**李佳穎
醫師**

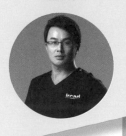

現職
· 秀傳紀念醫院
  醫療副院長
· 秀傳紀念醫院
  外科部部長、
  胸腔外科主任

專長
肺部、氣管、
食道、縱膈腔
及胸壁腫瘤、
膿胸、氣胸、
胸部創傷等各
類胸腔疾病、
血胸及胸壁畸
形（漏斗胸，
雞胸）、胸腔
鏡及腹腔鏡微
創手術

胃食道逆流的
外科治療

◆

　　雖然胃藥發展成熟且普遍，但只能控制症狀，對於已有賁門鬆弛或橫膈膜疝氣等器官異常問題，或出現胃食道逆流的嚴重併發症等患者，藥物治療效果可能很有限，這時候就會建議患者考慮進行手術治療。

　　胃食道逆流的手術主要分成兩大類，第一類是使用胃鏡來施行的內視鏡手術，主要由胃腸科醫師施作。第二類則是以外科醫師為主的外科手術。目前治療胃食道逆流最主流的外科手術為胃底折疊手術。

　　確定要做手術後，術前術後的注意事項要盡量配合，以利手術的過程與後續恢復。出院之後，要留意的事情更多，唯有調整好生活習慣，才能在手術成功後一勞永逸。

評估手術與否的 2 個注意事項

案例

　　42 歲的小陳是某知名房仲公司王牌銷售專員，長時間生活緊張、壓力大與飲食不正常，早年就時不時有胃痛及火燒心症狀。一開始，他自行去藥局買成藥吃，但效果愈來愈差，只好乖乖去胃腸科報到。透過胃鏡檢查發現，小陳已是中度胃橫膈疝氣的極嚴重胃食道逆流，食道下段內壁長時間受逆流胃酸腐蝕，呈發紅糜爛現象。胃腸科醫師直接開最高檔的藥給小陳。

　　使用前 1 ～ 2 個月，胃痛症狀的確有改善，但火燒心依舊。經藥物治療半年，追蹤檢查發現食道下半段糜爛潰瘍未好轉，且持續有胃食道逆流，便建議他採用外科手術的方式治療。

　　在與胸腔外科醫師討論後，小陳決定接受腹腔鏡的胃底折疊手術。術後當天即可下床活動，第 2 天開始進食流質食物，第 4 天就出院了。出院時，外科醫師特別交代他先吃軟質與流質食物 2 ～ 3 周，再回復正常飲食。小陳的手術很成功，火燒心症狀幾乎完全緩解，目前無須服用任何藥物。

　　目前胃藥的發展已經是非常成熟且普遍度高，在過去幾乎屬於慢性病等級（很難治癒）的胃潰瘍或十二指腸潰瘍等，幾乎 8 成患者都能透過服用藥物獲得良好的控制。至於胃食道逆流的症狀，則有超過 7 成以上的患者，能夠藉由藥物治療獲得一定程度的改善。

站在專業的角度而言，只有碰到 3 種情況，才會建議胃食道逆流患者進行手術治療：**1** 保守治療或藥物療法沒有效果或效果有限、**2** 有賁門鬆弛與橫膈膜裂孔疝氣等器官功能問題、**3** 出現嚴重的胃食道逆流併發症。考慮要接受手術治療前，應該要特別注意以下 2 點：

注意 1 火燒心是胃食道逆流造成的嗎？

火燒心並不是胃食道逆流的專屬症狀。除了胃食道逆流之外，可能會有火燒心症狀的疾病，包括橫膈疝氣、食道弛緩不全症，甚至食道癌或胃癌都會有類似的情形。因此，在進行手術之前，接受完整的評估與檢查是一定需要的，包括腸鏡或胃鏡檢查、食道壓力檢查、食道酸鹼監測檢查等。其主要目的在於先確定「敵人」的特性，再選擇可以利用的「武器」，這樣一來，才能達到最好的治療效果。

注意 2 我應該選擇哪一種手術呢？

胃腸科醫生與外科醫師會針對病患特性給予不同類型的手術建議，尤其重視個人化考量，最主要還會針對以下重點進行評估：

- **經濟能力：** 目前為止，多數的胃食道逆流手術，健保是不予以給付的，通常需要自費數萬到數十萬元不等，若是經濟狀況不允許，就可選擇健保有給付的傳統開刀胃底折疊手術。

- **病情：** 若是胃食道逆流同時有合併賁門鬆弛或橫膈裂孔疝氣等，胃底折疊手術是最有效果的治療方式。

- **傷口大小：**若是擔心開刀留疤或後續傷口照護、休養期間長短等，內視鏡手術將是最佳的選擇。

胃食道逆流的 2 種外科手術

　　治療胃食道逆流的手術主要區分成 2 大類。第一類是使用胃鏡來施行的內視鏡手術，這部分由於是吳文傑醫師的專長，且本書中已有詳細的介紹與說明，在此我就不再贅述。第二類則是接下來要介紹的 2 種外科手術，包括國內外行之多年的「胃底折疊術」及可謂其進階版的「磁珠括約肌強化術」。

手術 1　胃底折疊手術（Nissen Fundoplication）

　　胃底折疊手術是治療胃食道逆流的標準外科手術（健保有給付），也可以使用腹腔鏡方式來進行，目前為止已發展 70 餘年了，是歷史悠久且發展成熟的手術之一。胃底折疊手術是用胃食道交界處附近鬆弛的胃組織，把食道包覆起來，再用縫線固定。藉由改變胃結構來使下段食道與胃食道交界處緊縮，讓逆流阻力變大。

　　對於同時合併賁門鬆弛或橫膈裂孔疝氣的胃食道逆流患者，胃底折疊手術是最有效與最推薦的方式之一，約 9 成以上的患者，術後能獲得明顯且長期的症狀改善。這個手術本身的風險非常低，只有小於 1%的患者術後會有出血性感染或相關併發症狀，但多數人在術後可能會出現以下 3 個副作用：

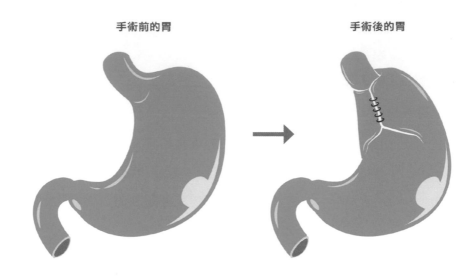

手術前的胃　　　　　　　　　　手術後的胃

副作用 1｜吞嚥困難（約術後 2～3 周後會改善）

　　由於胃底折疊手術是透過將食道包覆起來，來使胃食道的交界處變得較為緊縮，卻可能在緩解胃液逆流的同時也影響進食（食道變窄了，食物要通過相對困難）。吞嚥時感覺「卡卡的」是手術初期常見的副作用。不過，在術後 2～3 周、待包覆在胃食道交界的囊袋狀胃組織逐漸鬆弛，情況就會改善。

副作用 2｜肚子脹氣（約術後 2 個月後會改善）

　　胃腸道若有多餘空氣，自然機轉是打嗝排出（放屁是另一種排氣方式），但做完胃底折疊手術後，食道下半段與胃食道交界處阻力變大，透過打嗝排氣相對困難，容易導致肚子脹氣，尤其在飲用碳酸飲料或食用麵包等易產氣食物後特別明顯。多數患者不需特別治療，術後 2 個月左右就會改善。

副作用 3 逆流症狀復發（術後 1 ～ 2 年發生）

其實，胃底折疊手術有點像用橡皮筋勒緊食道下段來防止逆流，手術中的橡皮筋就是鬆弛的胃部組織。但胃部是一個有延展性的器官，隨著時間過去，愈拉愈鬆，大約在 1 ～ 2 年後開始出現彈性疲乏，因而導致胃食道逆流復發。此時，視情況再評估二次手術的可行性，或選擇採用其他治療方式來補強或緩解。

手術 2 磁珠括約肌強化術（Linx Surgery）

這個手術是近幾年才發展出來的，以腹腔鏡手術方式為主，目前臺灣仍不普遍。其原理與胃底折疊手術很類似，都是以類似束帶的方式增加食道下段與胃食道交界處壓力。不過，磁珠括約肌強化術是使用磁性鈦金屬鍊束（如附圖所示）來取代傳統胃底折疊手術的胃組織，降低彈性疲乏問題。

值得深刻考慮的是，磁珠括約肌強化術發展的時間還不算久，相關的效果與術後追蹤，仍有待蒐集更多資料才能進一步判別與分析。至目前為止，一般專業人士認為磁珠括約肌強化術的復發機會，應該會比胃底折疊手術來的低，加上少掉縫合步驟與拉扯扭轉胃底的過程，術後恢復時間縮短許多。

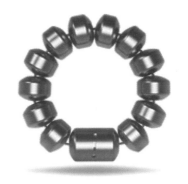

「我確定做手術！」術前術後注意事項

■ 手術前

接受手術前，希望患者處於一個較為健康的身體狀況，這樣一來，術中與術後的恢復才會順利且快速。因此，建議已經決定要接受手術的患者，可以多多運動（增加肺活量）、降低吸菸的數量（影響傷口後續恢復的速度），生活作息盡可能規律與正常，還要有充足的睡眠。

手術前一天，則希望患者進食盡量以流質食物為主，隔天手術時，胃裡比較不會有殘餘的食物，醫師在做胃部折疊時，會有較大的空間可以操作，手術效果也會比較好。

■ 手術後

手術過後的 1～2 天內，醫師可能會請患者禁食，因為希望利用術後 1～2 天的時間，讓胃部縫合的地方定型（一進食胃就會蠕動）。一般來說，術後大約第 2～3 天，醫師會開始同意患者吃流質食物。

恢復進食的時候，患者很可能因為不太適應下段食道與胃食道交界處被胃底包覆而造成阻力變大，覺得吞食有點卡卡的，這是正常的。通常建議流質食物要持續 3～6 個星期，待縫合處完整密合後，才能正常飲食。最後，生活習慣要跟著調整，包括少糖少油少刺激性食物，不要吃太飽或吃到太胖，否則還是有少部分患者是會復發的。

假逆流真致命的 3 種可能

「食道胸口灼熱、火燒心，你又胃食道逆流了嗎？」不，請先等等，別把所有的錯都推給胃食道逆流。胸腔腹腔的器官很多，萬一主訴不明確，真的很容易判斷錯誤。這些偽裝成逆流的疾病，必須要認識。

食道癌：認識 4 個指標症狀

> **案例**
>
> 之前曾經有一位男病患來門診，說自己最近幾個月常常咳嗽、清痰，而且老是覺得喉嚨卡卡的，加上平常抽菸抽很凶，很擔心自己是胃食道逆流，就趕緊來看診。他說的症狀，雖然全是胃食道逆流會有的，我仍不敢大意，因為他還有菸癮問題，我懷疑可能有其他疾病，便幫他安排胃鏡，還特別交代護理師讓他插隊。
>
> 胃鏡報告出爐，結果證實那些很像逆流的症狀，都不是胃食道逆流所引起的，而是食道癌中的鱗狀上皮癌（Squamous cell carcinoma）！腫瘤像一顆乒乓球一樣卡在中上段的食道，吃東西當然會卡卡的，食物也容易卡在腫瘤阻塞的地方，甚至引起吸入性的肺炎。後來，我趕緊將病患轉介給腫瘤科以及外科做相關治療。

指標症狀 1 吞嚥困難

吞嚥困難是指食物在進入食道後，輸送途徑出現了障礙，與吞嚥疼痛（如感冒喉嚨痛時）、進食障礙（如厭食症）有所差別。食道癌患者的吞

嚥困難程度，是隨著時間（病情愈來愈嚴重）循序漸進的發展。一開始可能只有乾性的固體食物不好吞，如肉塊、麵包或乾飯等吞不下去，於是病患的反應會在吃飯時配湯配水，或乾脆選擇吃稀飯、湯麵等容易進食的食物。然而，通常再過個一年半載（也可能更快），搞不好連湯湯水水的食物都過不去了，甚至連喝水、吞口水就嗆咳。

指標症狀 2 口氣差、胸口悶痛

到了連湯水都吞嚥困難的程度，食道癌患者的口腔味道也不會太好聞，有時就像是臭水溝或腐爛食物的味道。這是因為此時腫瘤已經占據食道管一半以上，當食物下不去、累積在食道裡，就會發酸發臭。另外，也會覺得胸口悶悶痛痛的。雖然，這幾個症狀也可能是良性的食道發炎或狹窄、食道弛緩不全症等，但亦可能是食道癌的晚期症狀，務必積極求醫，切忌自我判斷。

指標症狀 3 不明原因體重減輕

體重減輕是指在半年內沒有特別理由（或刻意減肥減重）的情況下，體重下降 5% 或更多，像是明顯發現褲子突然變得鬆垮，本來合身的衣服變大件了。此外，伴隨精神狀態變差，有氣無力的樣子。若有食欲降低或吞嚥困難的問題，就要趕快就醫檢查了，因為這是消化道惡性腫瘤大部分病患的晚期表現。

指標症狀 4 消化道出血

若食道、胃、小腸到大腸等上、下消化道器官，任何一個區域的粘膜破損而出血的現象，就稱為「消化道出血」。食道屬於上消化道之一，出血經常會以吐血不止來表現，此外，若腫瘤侵犯到周圍主動脈等，也可能造成血管出血，無論如何都是非常致命的狀況。患者通常會伴隨心跳加快，血壓下降，透過抽血可以發現，血紅素下降或有貧血情形。但亦可能是胃食道逆流引起的食道潰瘍出血。

胸痛時，優先考慮心血管疾病

　　胃食道逆流引發的胸痛又稱做非心因性胸痛，其疼痛位置比較偏在胸骨下緣的部位，是屬於胃食道逆流非典型症狀之一。但肥胖、暴飲暴食、菸癮酒癮及不良生活習慣等，也很常是心血管疾病最常見的問題，所以當病患來看門診、主訴胸痛時，通常會優先考慮心臟血管方面的疾病，而不是胃食道逆流。

判斷方式 1 完整的心血管檢查

　　如果強烈懷疑是心臟血管問題（如有病史等），還會進一步安排心臟超音波與心血管的電腦斷層檢查。至於心導管是屬於侵入性治療方式，故會放到非侵入性檢查完成後再來考慮。得在檢查完成後，排除心臟方面的問題，才可以從非心因性胸痛來治療。不過，非心因性胸痛也不是胃食道逆流病患專屬。

判斷方式 2 確認疼痛的位置

　　胸痛的原因非常多，讓患者確實指出疼痛的位置是很重要的。疼痛的位置在肋骨之間或肋骨下方，通常是肋軟骨發炎或肋間肌發炎。另外，有些情況則是患者的呼吸方式不正確，導致吸氣時胸廓擴張不足，也可能會有胸痛或胸悶感。所以診斷鑑別非常重要。印象最深刻的是，有位老奶奶由家屬陪伴來門診，主訴胸痛。家屬補充說診所醫師說老奶奶是胃食道逆流並予以治療，但吃藥吃快一個星期沒好就算了，還愈來愈痛。我檢查後，赫然發現是帶狀皰疹感染（俗稱「皮蛇」）。

手提鑽食道

手提鑽食道（Jackhammer esophagus）是指食道中下段有過度收縮的情形，當賁門口的食道括約肌功能正常的時候，這種食道過度收縮（痙攣）將是一股很大的力量，進而引起胸痛。

透過食道肌動學檢查來確診

懷疑病患可能是手提鑽食道時，則需要進行食道機能檢查的食道肌動學檢查（Manometry）才可以確診。這檢查會讓檢測者吞 10 次的水，若儀器檢查出 2 次以上有強力收縮的情形，就幾乎可以確診了。手提鑽食道算是重要的食道蠕動異常疾病之一，這個疾病並不常見，在難治型胃食道逆流患者中，大約只有占 1.5% 而已。

主要病因與常見症狀

目前手提鑽食道的病因並不明確，但普遍認為應該是跟支配食道收縮的神經病變有關。成年女性較容易患病。相關症狀有長年火燒心與及吞嚥困難，另外，胸痛、逆流、喉頭異物感也是很常見的症狀。但這種病引起的胸痛常會延伸到背後，而且通常不會只有一種症狀，即使吃強效的制胃酸藥也效果不好。

後續的病程發展

手提鑽食道的患者中，大約有 25% 的人會進展成更嚴重的第二型或第三型食道弛緩不全症（achalasia），也就是賁門口的食道括約肌強力收縮，造成食物無法通過賁門，下降到胃裡去進行消化吸收作用，或可能使食道肌肉變得無力，而無法將食物推擠進到胃裡。

假逆流真致命的 3 種可能

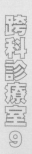

跨科診療室 ⑨

心臟科

×

陳裕峰
醫師

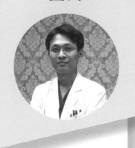

現職
· 員榮醫院醫療
  部主任
· 員榮醫院心臟
  內科醫師

專長
心臟超音波、
心律調節器置
放及心導管檢
查、冠狀動脈
及周邊血管之
介入性治療、
心律不整、心
絞痛、心臟衰
竭、心臟急重
症、心肌梗
塞、胸悶等

當「心痛的感覺」
被漠視時 ...

　　心痛是什麼感覺？這是一種很主觀的感覺。這篇要探討的不是心理層面的心痛，而是生理上的心絞痛。和心理層面的心痛一樣，心絞痛的感覺也是因人而異的。不只感覺不一樣，痛點可能也會不同。

　　正因如此，心絞痛有時跟胃食道逆流的症狀難以辨別，若非經驗豐富、敏銳度夠高的醫師，就很容易發生誤診，把可能致命的急性心肌梗塞、心血管阻塞等疾病，當做胃食道逆流或胃潰瘍來處理。

　　心臟是生命的核心，若沒有及時且緊急的處置，真的是會出人命的。心臟（心血管）與食道、胃是胸腔內的鄰居，彼此位置很近。若發生有藥物治療無效或突發性的胸悶胸痛或灼熱感，即使有胃食道逆流病史，還是要尋求專業，評估有無進一步做相關檢查的必要。

生與死就在一念之差

案例

　　有位中年男性病患，2 年前就因胃食道逆流到胃腸科就診，他主訴有火燒心與口臭，透過藥物治療，控制得還不錯。但他是一位資深業務經理，喝酒喝很凶，勸他少喝點，他老是回「等我當老闆，就不喝了！」所以根本斷不了藥，甚至應酬前還需先服胃藥預防逆流。

　　某次他突然提早回診，說昨天應酬回家後太累睡著，半夜突然胸痛痛醒，甚至直冒冷汗，以為是老毛病，服用胃藥，半個多小時有所緩解，又繼續睡。只是太太擔心他是心臟病或其他疾病，要他提早回診做檢查。

　　由於胸痛並非胃食道逆流專屬，我馬上安排抽血看心臟酵素和做心電圖，雖然結果都還好，還是請他務必去心臟科做進一步檢查。過了一個月，他回診時說到自己不久前做了運動心電圖檢查，確定多處血管嚴重狹窄，在心臟科做心導管、放支架。

（案例提供／吳文傑醫師）

　　心絞痛跟胃食道逆流真的難以辨別，如果不是經驗豐富的醫師，很容易就會延宕就醫黃金期。臨床上，遇到不少外院醫師診斷為胃食道逆流或胃潰瘍，實際檢查卻是急性心肌梗塞的案例。若沒有緊急處置，是會出人命的。吳醫師的案例相對幸運，要是他不當一回事、沒有提早回診，或直接被當胃食道逆流復發處理，搞不好現在人已經在天堂了。

心絞痛 vs. 胃食道逆流

　　對於有胃部疾病病史的病患，心絞痛確實有被誤診的風險。這是因為食道就位在心臟的後方，胃則在心臟的下方。當右冠狀動脈或左迴旋支阻塞時，因為與胃食道的位置相當接近，提升被誤判為胃痛或胃食道逆流的可能性。

　　一般來說，當供應血液給心臟的冠狀動脈有阻塞情況時，就會發生心絞痛。心臟冠狀動脈總共有 3 條。左前降支走向左前，供應左前部的血流。左迴旋支走向左後，供應左後側部的血流。右冠狀動脈走向右邊繞至下方，供應右部及下壁的血流。大部分人的心血管都是如上所述，但有些人是左迴旋支供應下壁的血流。

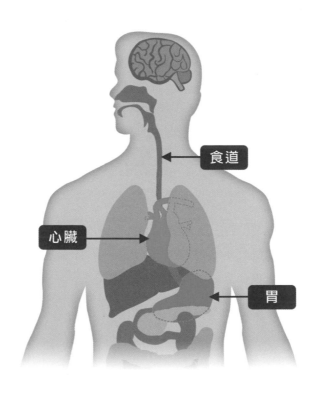

食道

心臟

胃

左前降支、左迴旋支與右冠狀動脈等 3 條血管將心臟分三個方向包住，供應心臟血流及養分。若血管阻塞就會呈現所謂的心絞痛，更甚者，可能是急性心肌梗塞（血管急性完全阻塞）。

　　另外，某些胃食道逆流患者的症狀和心絞痛很相似，食道胸口灼熱感、胸悶感等都容易和心絞痛（偏胸悶的感覺）搞混。或本來就有胃食道逆流，在併發心絞痛或心肌梗塞時，先入為主的認為就是胃食道逆流惹的禍，而錯過了黃金治療期。所以有任何的不舒服，都應該積極向專科醫師諮詢或安排檢查，切忌自行服用成藥或自我診斷而延遲就醫，慢了可是會出人命。

3-5

診間外更要知道的事

自己的胃自己救，想要終結胃食道逆流，除了找醫生、吃藥、手術之外，日常生活的習慣養成更是重要。接下來，要教大家的是，診間外也可以做，有效的症狀舒緩法與保養之道。

 舒緩症狀的 5 個非醫藥級方法

方法 1 空腹喝溫水

當感到有胃食道逆流症狀時，可以嘗試喝些溫水，促進食道的蠕動，幫助改善消化不良的狀況，此外，還可以達到稀釋胃酸、讓酸水盡快回到胃裡面的效果，避免胃酸繼續刺激和傷害食道。如此一來，胃食道逆流的不適感將會明顯降低。

方法 2 腹式呼吸法

臨床上，腹式呼吸法對自律神經失調引起的敏感性胃食道逆流相當有效。進行腹式呼吸時，肺部吸飽氣，使食道下括約肌外面的壓力增加，能將橫膈膜夾緊，賁門自然跟著夾緊，防堵胃食道逆流繼續造成傷害。由於腹壓會上升的關係，做腹式呼吸訓練時，最好躺著做，並墊高頭頸部，以免賁門鬆的人逆流更厲害。

進行腹式呼吸的過程，肩膀與胸部要維持不動。從鼻孔吸氣，嘴巴吐氣，慢吸慢吐。想像肚子（腹部）是一顆氣球，吸氣時用力吹飽，吐氣時用力壓扁，每次持續做 5 分鐘，每天可以做 3 回。

方法 3 睡覺墊高頭部、向左側躺

　　當症狀發生在睡覺時間，胃食道逆流患者很容易睡不好、夜咳、胸口灼熱到醒過來。此時，可以嘗試將枕頭墊高 15 ～ 20 度，並配合向左側躺，讓胃相對在食道低處，食物就比較不會逆衝而上，減少症狀發生。若是向右側躺會使胃的位置在食道上方，反而會使食物順勢延著食道流至喉嚨，胃食道逆流症狀就會更嚴重。

方法 4 用小蘇打水漱口

　　使用食用級的小蘇打粉，以 1 湯匙搭配 500 ml 白開水的比例製作。使用小蘇打水漱口有 2 個功效。一來，可以降低咽喉部的酸度、中和胃酸，讓 pH 值上升，減緩咽喉受傷的程度。二來，在胃酸上衝到咽喉時，不僅胃酸會傷害咽喉，其中所含的胃蛋白酶，也會對咽喉造成傷害，用小蘇打水降低酸度的同時，也能降低胃蛋白酶對咽喉的傷害。另外，用溫的小蘇打水漱口，還能舒緩咽喉肌肉的緊張。

方法 5 按摩咽喉部

　　透過按摩咽喉部也可以消除該處肌肉的緊繃。先以溫熱的溼毛巾墊在咽喉部上方，再利用雙手在咽喉兩側緩慢、輕柔地按壓，並且可以同時向左與向右等方向緩慢地轉動脖子，伸展咽喉和頸部的肌肉，舒緩逆流症狀造成的喉部不適。

掃描看更多！
用小蘇打粉
製作洗鼻液

掃描看更多！
喉嚨卡卡時的
漱口水

掃描看更多！
善用枕頭，
就能一覺到天亮！！

胃食道逆流的 6 大飲食原則

原則 1 少吃酸的食物

所謂酸的食物，就是嘴巴嘗起來是酸的食物，例如番茄、檸檬、鳳梨、奇異果、果醋等。這並非胃無法承受酸的食物，也不是胃酸分泌過多所以不能吃，而是逆流發生時，食道會受到酸的刺激與胃蛋白酶作用而感到疼痛灼熱。吃下去的食物會扮演中和胃酸的角色，能讓酸鹼度接近中性（約 pH 值 6 到 7 左右），但若大吃酸的食物，恐怕不能中和胃酸，還會加重胃液酸度，加重逆流發生時的不舒服。

原則 2 吃飯別喝太多湯湯水水

胃內混合太多液體，食物就容易會隨著湯汁往上衝。這種情形特別常發生在吃速食的時候，因為套餐裡永遠會附一杯飲料，而且還都很大杯，這就是「胃食道逆流一定會發作」的套餐，吃了不逆流才奇怪。因此建議病患在逆流嚴重期，吃飯時盡量要飯水分離，不要配湯配飲料。

原則 3 減少奶類的攝取

很多人喝咖啡喜歡選擇拿鐵或摩卡等，都是奶、糖或鮮奶油居多的品項。不喝當然是最好的，但如果習慣每天都要喝咖啡或茶飲，又有胃食道逆流，除了不要過量（1 天 1 杯就好），也建議要喝就喝「最純粹的」，不要額外添加其他調味，並控制奶類飲料的攝取，以黑咖啡、綠茶或紅茶為主，少喝拿鐵或奶茶，因為含奶類的飲料容易使脹氣變得更嚴重。

原則 4 避免甜食及碳酸飲料

對於胃食道逆流患者而言，甜食與碳酸飲料都應該要拒之千里之外。因為甜食不僅會促進胃酸的分泌量與速度，也會讓胃賁門括約肌暫時鬆弛，而使胃裡食物更容易逆流至食道。碳酸飲料（氣泡飲和氣泡水都算）則會讓胃部脹氣，增加打嗝（賁門放鬆）的次數，大幅增加胃酸逆流到食道的機會。

原則 5 吃飯要慢慢吃、專心吃

　　吃飯皇帝大，用餐時間要盡量專注在「吃」上面，不要一心多用，邊吃飯邊做別的事。每餐的用餐時間最好要有 20 分鐘以上，這樣才有充分的時間咀嚼，否則吃太快不僅容易造成脹氣，還會增加逆流機率，即使沒有胃食道逆流的問題，也可能會出現消化不良等其他胃腸疾病。另外，一定要避免前面章節提到的 5 大地雷飲食法。

原則 6 逢年過節飲食要節制

　　過年後總是有許多胃食道逆流的老病患回流。曾經就有一個 50 多歲的男性病患，明明已經減肥、酒少喝、肉少吃，配上短期藥物控制，火燒心問題將近 1 年沒再犯，年假過完居然又報到。原因很簡單，就是過年聚餐時，多吃了一點，甜食、酒、大魚、大肉來者不拒。這種因飲食不當而復發的情形，不一定要做胃鏡，給予藥物治療約 2 周，若能遵守飲食控制，狀況就會好很多。不過，逢年過節吃東西還是適可而止，才能真正避免胃食道逆流復發的麻煩。

【逆流年菜 TOP6 】

TOP 1	筍乾滷豬腳	豬腳脂肪層厚，筍乾纖維粗，兩種一起下肚，消化時間變長
TOP 2	佛跳牆	肉類脂肪過多且太過油膩、芋頭纖維粗，難以消化
TOP 3	麻油雞	添加過多麻油、米酒，加上為了提味，通常會過度使用辛香料調味
TOP4	臘肉與臘腸	醃漬肉品本身就不易消化，再搭配蔥蒜等辛辣香料，容易引發胃食道逆流
TOP 5	糕餅類	年糕、蘿蔔糕、米粉、芋頭糕、八寶飯等澱粉加工製品，這類食品消化不易，大量澱粉也容易造成過飽
TOP 6	零食	堅果熱量高、油脂多。糖果糖分導致分泌過多胃酸，很多人吃飽就接著吃零食，對胃腸更是雪上加霜

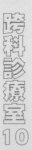

營養諮詢
╳
許瓊月
營養師

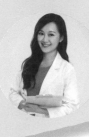

現職
· 天璽營養諮詢
 中心院長

──────

資歷
· 高雄榮民總醫
 院營養師
· 國泰醫院 VIP
 健康管理中心
 營養師

──────

專長
疾病營養、體
重管理、孕期
營養、產後瘦
身、抗衰老、
功能性醫學營
養

營養師家都在吃的
護胃家常菜

　　要說胃食道逆流是吃出來的病，也沒有錯，很多好不了或愈來愈嚴重的症狀，往往都是飲食沒限制或飲食習慣差所致，所以要預防胃食道逆流發作，最貼近生活的方法，就是「從吃下手」。

　　這個篇章要介紹的溫和飲食，就是透過選吃無刺激性，包含低纖維、易於消化、具有足夠營養的食物與食材，來減少消化系統的負擔，降低患者胃食道逆流發生頻率的一種治療性飲食。

　　其實，溫和飲食法並不限用於有胃食道逆流病史者，也適用於容易分泌胃酸的族群，畢竟消化系統是人體極為重要的一環，若不能好好選擇吃進肚子裡的東西，消化器官很可能會群起抗議，甚至罷工。

溫和飲食的 3 大進食原則

胃食道逆流的患者絕對不是什麼都不能吃，而是要進行「溫和飲食」。所謂溫和飲食是指讓消化系統降低負擔的一種治療性飲食，透過這種方式，可以減低胃食道逆流的發生頻率，對於消化性潰瘍、胃炎的療護也有正面效果，進行溫和飲食時，要把握 3 大進食原則：

原則 1 細嚼慢嚥、心無旁騖

用餐時，心情要盡量放鬆，不要邊吃飯邊工作（念書）、邊吃飯邊開會，飯後略做休息再開始工作（念書）。強迫自己練習把吃飯時間拉長，每餐至少 20 分鐘，甚至 30 分鐘，同時，每一口食物至少要咬 15 ～ 30 次再吞。

原則 2 定時定量、少量多餐

飯吃 7 分飽，不要暴飲暴食。每餐的食物中最好都要含有優質蛋白質食物（奶、蛋、肉類、魚類或豆製品），脂肪類的食物也要適量攝取，不要單純只吃澱粉類食物（例如，一塊麵包、一盤炒飯、一碗乾麵、一顆粽子……）。

原則 3 急性胃炎者先禁食 1 ～ 2 天

禁食的目的是讓胃有足夠的休息時間，但可以喝少量的水，紓解口渴，待症狀改善後再供給牛奶與流質飲食，以少量多餐方式進食，並逐漸增加食物的分量及種類，不過，脂肪類食物不能過多，因為脂肪有礙胃酸分泌。

護胃要從日常飲食開始做起

　　有位 50 多歲出頭、事業有成、體態中等的中年男性來看診。他是一家建設公司老闆，標準的行動派，想到什麼做什麼，通常都說到做到，因此被我歸類為「壓力型」的患者。門診時，他主訴說有火燒心等胃食道逆流的症狀，但相關檢查報告卻找不到病因。甚至，徹底檢視了他日常飲食習慣，也完全找不到有什麼不妥之處。

　　原來，魔鬼藏在細節裡。一直找不到原因的很大一個因素，是這個中年男性其實非常重視養生，對飲食相當注重，但破綻就在於他以為養生喝的水——氣泡水。

　　喝氣泡水的人愈來愈多，但氣泡水的氣泡其實是會刺激胃腸道的二氧化碳，若又像個案這樣子，每次喝都一口氣喝光一整罐，長期下來，就會產生或加重胃食道逆流的症狀。我第一時間就建議他停止飲用氣泡水，改喝一般的水。不出 3 個月，症狀明顯改善，之後幾乎沒有再出現逆流症狀。可見一個細節，就可能是症狀改善與否的關鍵。

　　魔鬼就藏在細節裡。面對那種飲食習慣本來就其差無比的人，通常很容易找到需要修正的習慣，但是對於像案例中這種本來就很克制、養生的患者，要找到真正的原因，根本就像雞蛋裡挑骨頭一樣的困難，若非不斷地抽絲剝繭，很有可能就變成一個「懸案」了。

■ 溫和飲食紅綠燈

種類	綠燈區	紅燈區
乳品類及其製品	不加糖的奶類及其製品	調味乳、煉乳及加糖或含糖量高的奶製品
肉魚蛋類	嫩而無筋的瘦肉（如雞、鴨、魚、豬、牛等）與內臟、海產、蛋	過老或含筋的肉類（如牛筋、蹄筋等）。煎蛋或烹調過久的硬蛋
豆類及其製品	加工後的豆製品（如豆漿、豆腐、豆干、豆花等）	未加工的豆類（如黃豆、蠶豆等）
蔬菜類	嫩而纖維低的蔬菜及瓜果類	粗纖維或高纖維的蔬菜（如竹筍、芹菜等）。蔬菜的梗、莖和老葉
水果類	去皮、去子、低甜度、低纖維的水果（如木瓜、楊桃等）與新鮮果汁	過甜、過酸、高纖及含皮、子的水果（如蕃石榴、草莓、香蕉、鳳梨、龍眼、荔枝等）
全穀根莖類	五穀類及其製品（如米飯、米粉、冬粉、麵條等）	糯米、紅豆、綠豆
油脂堅果種子類	盡量選擇優質油品（如橄欖油、茶油等）	無特別限制。但要盡量減少堅果類與油炸食物
調味品	鹽、醬油、味精等	辣椒、胡椒、芥茉、咖哩、沙茶醬、蒜頭等刺激性調味品
點心類	蘇打餅乾	甜點與甜食
其他宜禁	無糖果凍	肉汁（如：雞湯、排骨湯），烤製太硬的食物（如烤雞的雞皮），濃茶、咖啡、酒等刺激性飲品。

（參考資料／臨床營養工作手冊，行政院衛生署，2006 年 12 月）

■ 有助修復食道和胃腸道黏膜的食物

以下食物有助於修復黏膜組織，建議可以依照溫和飲食原則，適量攝取。如：高麗菜、紫甘藍菜（富含維生素U，可修復胃黏膜）、南瓜、帶皮蘋果、香蕉、蓮藕、秋葵、川七、皇宮菜、過貓、山藥、白木耳（含果膠或粘液蛋白，可保護胃壁）。

■ 胃食道逆流患者必戒的食物

胃食道逆流患者最忌刺激性、高油、高脂與消化難度高的食物，像是炸薯條、傳統油條、蛋糕、甜麵包、麻辣鍋、洋芋片、甜巧克力、霜淇淋、辣椒、咖啡、汽水、罐裝果汁或調味茶飲、手搖飲、酒（或含酒精飲料）等，都是胃食道逆流患者必須戒掉的食物。

跟著營養師這樣吃，半年就有感

案例

其實，我立志要當營養師，關鍵因素就是為了我的爸爸。小時候，對於爸爸的印象就一直是瘦瘦的，跟故事書裡形容的身材魁武的爸爸很不一樣。我的爸爸常是莫名不舒服，甚至經常性暈眩，即使看了好多醫生，從南看到北、從西醫看到中醫、從小診所看到大醫院，醫學中心的腸鏡、胃鏡都做過了，都沒有什麼問題。我愈長愈大也愈擔心爸爸會不會怎麼了，但那時的我實在是無能為力，唯一能做的只能在每次拜拜的時候，祈求神明保佑他身體健康。

我是一直到當了營養師，才知道爸爸把一切莫名的病症，都視為「自己的胃不好」，這是一句多麼籠統的形容，檢查無礙雖是好事，但對於身為營養師的我而言，卻是一個棘手的難題。其實，我爸爸也算是標準的「壓力型」患者。

　　從小到大，我眼裡的爸爸責任心重、自我要求高，做事情一定要趕在期限內完成。這些明顯都是壓力來源，他自己卻不自覺。從營養師角度來看，壓力會促使胃酸分泌，雖然未導致臨床上的典型症狀，但身體不舒服確實存在。

　　我也無法解釋「為何胃會不舒服到會暈眩」，但確實就在我生活中發生，所以我決定用我的專業，幫爸爸從生活飲食改變起。還好他是一個願意配合的病人。

　　我針對胃酸分泌過多的部分，設計了幾道菜與飲品，持續執行才半年，意想不到的事情竟然發生了，爸爸幾十年來莫名的不舒服（包含暈眩等）竟然不藥而癒。爸爸非常感謝我，但是我覺得這是我該做的，而且能將所學用在親人身上是無比開心。

　　這樣的成就感讓我從此之後時刻提醒自己，要用同理心對待我所遇到的每一位病人，就如同對待自己的親人一般。接下來，就跟大家分享幾道我替爸爸設計的護胃家常菜與飲品：

味增肉片高麗菜

【食材】

高麗菜………150g
豬肉片………35g
味增…………適量
橄欖油………少許
鹽巴…………少許

【作法】

1. 高麗菜洗淨後切（撕）小片。豬肉片洗淨後備用。
2. 於炒鍋中放入少許橄欖油後，再放入豬肉片拌炒至半熟，加入味增及鹽巴調味。
3. 最後加入高麗菜翻炒至熟後，即可起鍋。

乳酪雙色花椰菜

【食材】

綠花椰菜……75g
白色椰菜……75g
乳酪絲………30g
橄欖油………少許
鹽巴…………少許

【作法】

1. 綠色花椰菜、白色花椰菜洗淨後切小朵備用。
2. 在兩色花椰菜中加入鹽巴並拌勻，最後鋪上乳酪絲。
3. 放入電鍋蒸 10 ～ 15 分鐘。起鍋後，淋上橄欖油即完成。

蒜香蠔油秋葵

【食材】

秋葵…………150g
蒜末…………少許
蠔油…………少許

【作法】

1. 秋葵洗淨後切除蒂頭備用。
2. 湯鍋加水煮到滾，放入秋葵煮約 1 分鐘後撈起。
3. 將秋葵以冷水冰鎮（想吃熱食，此步驟可省略）。
4. 將蒜末、蠔油攪拌均勻，淋在秋葵上即可食用。

麻油川七

【食材】

川七…………150g
麻油…………少許
鹽巴…………少許

【作法】

1. 川七洗淨後切段備用。
2. 炒鍋中放入麻油，再加入川七快速拌炒。
3. 加入少許水，拌煮至水分收乾，起鍋前加鹽巴調味。

	【食材】	【作法】
香蔥甘藍菜	甘藍菜…………100g 牛（豬）肉絲…50g 蔥……………50g 蒜片…………適量 橄欖油…………少許 鹽巴…………少許	1 將甘藍菜洗淨後切小片、蔥切段、牛（豬）肉絲洗淨後備用。 2 炒鍋中放入橄欖油及蒜片，加入牛（豬）肉絲拌炒後再加入蔥段。 3 最後加入甘藍菜翻炒至熟，加鹽巴調味，即可起鍋。
蘋果優格	蘋果………1 顆（小） 無糖優酪乳…250 ml 蜂蜜……………少許	1 蘋果洗淨後切小塊備用 2 將蘋果、無糖優酪乳、蜂蜜加白開水至 700cc 放入果汁機中，攪打均勻後即可飲用。
香蕉牛奶	香蕉………1 根（小） 鮮乳…………250 ml 蜂蜜……………少許	1 香蕉剝皮後備用。 2 將香蕉、鮮乳、蜂蜜放入果汁機中，並加入白開水至 700 ml，攪打均勻後即可飲用。

【病患大哉問，DR.J 來解答】

十萬個
「胃」什麼

最需破除的謠言與
最需釐清的觀念

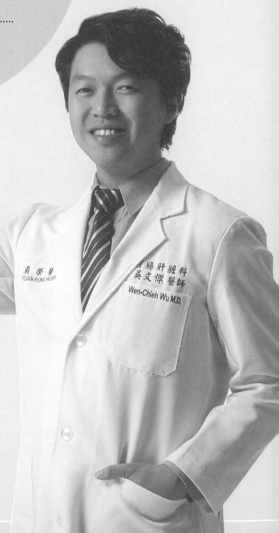

集結診間內外粉絲患者的問題，

給予解答與建議，紓解大家的恐慌！

『我的胃食道逆流會不會好？』

『聽說長期便祕會加重逆流症狀？』

『究竟是胃有病，還是食道有病呢？』

『居然有逆流是「想像」出來的？』

『改吃白粥反而會加重病情？』……

【關於病症】

Q.1

胃食道逆流這種病，
究竟是「胃」有病，
還是「食道」生病了？

" **大多數患者是「胃」有病，**
消化功能不好、蠕動速率不佳所造成。
只有 2 種情形可以怪到食道頭上！ **"**

　　胃食道逆流主要是因為胃的消化功能不好、蠕動速率不佳、容易脹氣等，久而久之導致賁門鬆弛。因此，<u>雖然症狀大多數是發生在食道，但胃和賁門造成的問題還是比較大，食道只是受害者。</u>

　　但是有 2 種情形和「食道生病有關係」。一是食道蠕動過緩，吞嚥食物或把胃酸送回胃部過慢，以致酸性物質在食道停留過久，造成灼傷或發炎。二是賁門過緊，以致發生食物和水無法順利通過、卡在食道（甚至吐出來）的假逆流。

　　<u>賁門過緊和過鬆雖然情況完全相反，造成的結果卻很類似。</u>臨床上，可以透過食道肌力檢查來確診，因為若沒有做更進一步的檢查，很容易讓人以為是胃食道逆流惹的禍，但這種「假逆流」的治療方式和胃食道逆流完全不同。

關於病症

Q.2

我的胃食道逆流會好嗎？
「一天逆流，終生逆流」
的說法是認真的嗎？

> " 若賁門和食道都無異常或變形，
> 透過服藥並搭配改善飲食和作息，
> 是有很大的機會可以痊癒的！ "

　　首先，要做的是尋求專業，判斷是屬於哪一種胃食道逆流的類型。若是賁門和食道都沒有異常或變形的逆流，只要短期服藥並搭配改善飲食習慣和調整作息，很大的機會可以痊癒。

　　確診後，若發現賁門或食道甚至兩者都已經有變形狀況，那想要痊癒就相對困難了。不過，現在醫療技術愈來愈進步，只要配合醫囑與衛教，即使沒有辦法「好」，還是能有效控制症狀，維持生活品質。

　　舉例而言，在賁門與食道功能皆正常的情況下，逆流引起的逆流性發炎，只要透過藥物治療，調整飲食與作息，當逆流不再犯，發炎的狀況也會跟著改善（痊癒）。要是賁門過鬆而無法恢復，逆流的情形就比較難完全控制，所以只能盡量降低逆流的次數，讓發炎的情況變少，將症狀控制在可以接受的範圍內。

　　有一種棘手的情形，就是「心因性胃食道逆流」。這種「敏感型心因性胃食道逆流」患者檢查下來的胃食道功能通常無異，單純是太敏感而感受過度，把正常狀態的逆流，視為嚴重的胃食道逆流。所謂「正常狀態」是指人一天當中的 40 ～ 80 次逆流。由於這是屬於人體正常範圍，多數人對此都是不知不覺，只有少數過度敏感者就對此有明顯的感受。

　　面對「心因性胃食道逆流」通常會有 2 種做法。第 1 種是直接坦白地告訴患者「這種情形是治不好的，要接受它！」然後勸告患者要放下，最好的方式就是順其自然，與疾病共處，不刻意理會，也不用吃藥治療（因為沒效）。

　　如果做不到，就開「感覺調節劑」的藥給患者，降低對發生逆流的敏感度，盡量協助排除患者的不適。同時，會隨時間而適量、逐步地減少藥量，幫助患者回歸正常。就我的臨床經驗來看，這類患者通常發病原因都和壓力拖不了關係，只要能放寬心、轉移注意力、解除壓力源與改善周遭環境等，往往都能夠獲得極佳的改善和控制。

　　難治型胃食道逆流中，有一種是非敏感型心因性胃食道逆流。這類患者，生理上沒問題，但可能因為網路、電視與報章雜誌等外來資訊，認為自己有胃食道逆流。這時，除了要再三向他們保證沒問題外，還要鑑別患者心理狀態。臨床上顯示，這類患者往往有憂鬱症、焦慮症或其他身心症狀的傾向，搭配身心症藥物治療效果才會是最好的。

　　胃食道逆流是一種複雜的病症，要痊癒需要下點功夫。其診斷、用藥與治療應該要超越單純的胃腸病，從各種角度去思考和切入，才能理解患者真正的需求，進而做出真正適切的診斷和治療。

關於病症

Q.3

胸痛是胃食道逆流嗎？
但醫生說我胃腸沒問題，
可能是其他疾病嗎？

> "
> **胃食道逆流可能會造成胸痛，**
> **但胸痛的人不一定是胃食道逆流，**
> **請積極確診並排除致命性疾病！**
> "

　　胸痛是胃食道逆流的非典型症狀之一。胸痛是臨床上經常聽到病患主訴的症狀，只是胸痛的感覺很主觀，疼痛度與痛法（重壓痛或扭轉痛等）的描述因人而異，單純從病患口述來判斷，很難確定胸痛是什麼原因所造成，胃食道逆流只是其中之一，但畢竟胸腔重要器官很多，必須進一步檢測，才不至於小病變大病。

　　我有個遠房親戚案例就是如此。這位親戚經常性感覺胸痛且極度不適，一個星期大概發生 1 次到 2 次，除此之外，沒有出現其他胃食道逆流的典型症狀（食道灼熱、火燒心等）或非典型症狀（喉嚨異物感、咳嗽等）。實際去了胃腸科做胃鏡，也說不是胃食道逆流。後來，去看了心臟內科，心電圖沒問題，也不是心肌梗塞和心肌缺血。結果，2 周後胸口劇烈疼痛，送急診做電腦斷層檢查才發現是主動脈剝離，手術後才穩定下來。

雖然大部分胸痛都是輕微疾病所引起，但由於胸腔的器官與神經都複雜，還是不容忽視。引起胸痛的疾病主要有以下幾種：

1 胃食道逆流或食道發炎

若有伴隨脹氣、喉嚨異物感、咳嗽等問題，可透過做胃鏡檢查，確診是否為胃食道逆流所引起的症狀。

2 胸部肌肉骨骼疾病

胸痛最常見的原因，多肇因於運動過度或外傷病史。其疼痛特性是只有特定按壓點會局部疼痛。

3 心臟血管疾病

如心肌梗塞、心肌缺氧、主動脈剝離等，由於屬於可能致命的疾病，所以都會優先從此方面去做確診與排除。

4 腫瘤

若腫瘤壓迫到肌肉、血管或神經，也會造成胸痛。之前曾有個案因經常胸痛被當成胃食道逆流治療，直到某天痛得受不了送急診，才發現是胸口、靠近食道的地方長了腫瘤（良性的）。

5 其他疾病

像是帶狀皰疹病毒（皮蛇）、氣胸、精神疾病（尤其是焦慮症與恐慌症患者）等，都有可能引起胸痛。

Q.4

沒有症狀的隱性逆流，
通常病變結果都會很嚴重？
誰是病變高危險群？

" **細胞感受力降低，病情惡化不知不覺。**
為避免隱性逆流錯過治療黃金時機，
高危險群最好要定期做胃鏡追蹤。 "

　　是的。沒有症狀的隱性逆流，常常會被患者忽略（沒事的人哪會想得到要去看醫生啊）。因為沒能早期發現、早期治療，甚至病情惡化時，沒有辦法馬上被確診，直到發現時，通常已經很嚴重了。

　　既然有過於敏感的人（一點點逆流就超級有感），就有過於無感的人。這種人不是自我感覺良好，也不是忍功一流，而是真的完完全全沒有感覺。臨床上，我就碰到有患者首次來就診，就發現有巴瑞特氏食道病變，而且病變範圍竟已長達 10 公分。

　　不過，很奇怪的是，患者會來就診的原因，是不明原因肚子脹脹的。除此之外，他對於食道嚴重灼傷與受傷，絲毫沒有感覺不舒服，既沒有火燒心的現象，也沒有喉嚨卡卡的異物感，即使患部嚴重發炎與潰瘍，他根本不知道，因此惡化到這麼嚴重才發現。

　　就我的判斷，他的狀況應該是發炎時間很久，導致連感覺神經都麻痺、受損了，當神經敏感度降低，細胞的感受性下降，就會讓病情惡化的過程像溫水煮青蛙，命都快沒了還不知道。如果沒有透過胃鏡檢查看到，這樣的惡性循環不曉得會拖延到什麼時候。

　　很多人都像我的病人一樣，等到真的感覺到不對勁才就醫，一檢查出來，輕則是嚴重食道潰瘍或食道狹窄，重則癌前病變，甚至已經食道癌了。因此定期的胃鏡檢查非常重要。根據家族病史、年齡及有無菸酒習慣來評估，雖然不用每年照胃鏡，但 3 到 5 年追蹤一次是必要的。

　　尤其超過 40 歲以上，且符合長期嚴重胃食道逆流患者、一等親中有胃癌與食道癌患者、反覆發生火燒心與吞嚥困難、慢性胃潰瘍病史之一，更要特別留意。目的不只是提早確認有無病變，還可監看幽門桿菌和病毒的變化，才可以將患病風險降到最低。

Q.5

醫生說我是巴瑞特氏食道症，
這很嚴重嗎？
之後變成食道癌機率高嗎？

> 會不會演變成癌症要看 2 依據：
> 一是有無細胞分化不良的狀況、
> 二是病變的範圍有無大於 3 公分！

　　所謂巴瑞特氏食道病變可以算是一種癌前病變。巴瑞特氏食道病變是胃食道逆流癌變的第 3 個階段。當食道被逆流物質反覆傷害而反覆發炎，長期受刺激的食道黏膜上皮細胞組織就會產生病變。有巴瑞特氏食道病變的患者之後罹患食道癌的風險，平均比一般人高出 40 倍以上。

　　由巴瑞特氏食道病變演變成食道癌的機率並不高。最主要的原因是，臺灣目前整體的醫療水準不錯，加上要做胃鏡檢查並不困難。若能早期發現，早期治療，巴瑞特氏食道病變的治癒機率很高，所以只要願意積極治療，從巴瑞特氏食道病變發展成食道癌的的案例並不多。

　　當被告知有巴瑞特氏食道病變時，一定要問兩個問題：❶ 有無細胞分化不良、❷ 病變範圍（長度）如何。以上兩者嚴重度都跟癌化風險有極大關係，前者關係到有無高度癌化可能，後者則與病程變化有關。

就有無細胞分化不良而言，若非高度分化不良，就屬於低度分化不良。無論嚴重性（高度分化不良或低度分化不良）如何，都屬於細胞的癌前病變。但癌前病變並不等於癌症，請不要過度緊張。高度分化不良的患者最有機會變成食道癌，務必採取積極治療（如手術治療），低度分化不良除了藥物治療與定期胃鏡追蹤觀察，亦可利用胃鏡手術做電燒或切除等預防性治療。

有很多病患會問我「所有巴瑞特氏食道症的患者，其表皮細胞都是高度分化不良的癌前病變嗎？」答案並非絕對如此。僅有少數的個案是一發現就屬於細胞高度分化不良的癌前病變，大部分仍以是分化不良或低度分化不良的情形，不需過度擔心。

病變的範圍（長度）是判斷未來病程發展的重要依據之一。此時，醫生會觀察轉變為巴瑞特氏食道病變的長度是否有超過 3 公分。若有超過 3 公分的話，就需要特別注意與追蹤，因為之後很容易發生癌前病變，甚至演變成食道癌。

根據目前醫界統計數據指出，低度分化不良的個案，每年發生食道癌的機率大約只有千分之一，而高度分化不良每年發生食道癌的機率比例大約是 5 ～ 7%。整體來看，比預期中的數字還低。所以即使有巴瑞特氏食道症也不用太過恐慌，只要能積極面對、配合醫師進行治療和定期追蹤，就能夠防患於未然。

掃描看更多！
巴瑞特氏食道的
微創治療

關於病症

> "" 若長期便祕、滿肚子宿便，
> 無法排空的腸道向上擠壓胃部，
> 會導致胃內容物往上衝，
> 而使逆流的症狀更為嚴重！ ""

便祕是一個很難以啟齒的國民病症。不過，無論怎麼做（吃）就是沒有便意、大都大不出來、整天結屎面、滿肚子都大便的人，確實不少。甚至，有不少人會因為長期便祕，而把這件事視為理所當然，反而不覺得這是一種病，壓根忘記每個人至少要 1 天大 1 ～ 3 次或 2 ～ 3 天大 1 次，才屬於健康正常的狀態。

便祕，是年輕世代很常發生的胃腸科疾病。根據調查數據顯示，全臺灣 20 ～ 50 歲年齡層有將近 25% 的人飽受排便不順之苦。但排除以上年齡層的便祕人口也不少。通常年紀愈大，狀況愈嚴重，65 歲以上有便祕困擾的人高達 4 成。至於，小學生則有高達 3 成有便祕的問題，其中又以女生的比例較高，可高達 4 成，而且年紀從 7 歲就開始。

若要以嚴格的醫學定義來檢視，符合便祕診斷的盛行率僅 3% 而已，因此自認為便便不順的人，不一定是便祕患者。一般會把一周排便次數少於 3 次視為便祕了，但這僅能算是排便不順，就醫學上定義的便祕，必要符合以下 3 大要件，且持續至少 3 ～ 6 個月：

要件 ❶ 1 個月內至少 7 天出現以下至少 2 種情形

- 排便需要很用力
- 有排不乾淨的感覺
- 用手指挖或壓肚子才能排便
- 糞便呈羊屎狀或極度乾硬
- 明顯感覺肛門口有東西塞住
- 一個禮拜排便少於 3 次

要件 ❷ 沒有瀉藥輔助的時候，很少有稀軟便

要件 ❸ 很少肚子痛（如果常痛，要排除腸躁症可能）

造成便秘的原因很複雜，像是生活壓力大、飲食西化、營養不良或不均衡、飲水量不夠、生活習慣不佳（如三餐不正常、邊工作邊吃飯、有便意無法馬上解等），這些因素同時也會造成消化不良、胃食道逆流等問題。不過，最常見的便祕原因還是飲食。

還有一種族群是吃藥引起的排便不順。某些藥物有便祕副作用。如胃腸科含鋁的制酸劑、身心科抗憂鬱劑、神經內科抗帕金森氏症與抗癲癇藥、腎臟科利尿劑、心臟科鈣離子阻斷劑、骨科復健科止痛藥或類鴉片類止痛藥、家醫科鐵劑等，都有可能導致便祕。

食物或廢物待在消化道時間太長，不僅會引發胃食道逆流、慢性胃發炎或腸發炎，也會增加罹患其他胃腸疾病與癌症的風險。臨床上，就看過不少胃食道逆流的患者，因為長期便祕，產生滿肚子的宿便，使得無法排空的腸道向上擠壓到胃部，導致，胃酸逆流的症狀更為嚴重。

我明明沒感覺不舒服，
為什麼醫生照胃鏡後，
說是逆流造成的嚴重發炎？

"" 慢性發炎易導致神經敏感度變差，
拖延就醫可能會小病變大病！ ""

這主要是感覺遲鈍造成的自我感覺良好。這種情況並不少見，有超過 60%症狀患者，是在做胃鏡檢查後才知道自己有胃食道逆流或相關併發症。 當食道長期被胃酸侵蝕卻毫無知覺，其實是很危險的一件事。

臨床上，就常見到長期胃食道逆流而導致發炎的患者，因為沒有特別 不適，便忽略定期追蹤檢查，甚至產生胃潰瘍或食道潰瘍還不自知。這類 型的患者就是走上胃食道逆流致癌 4 部曲（胃食道逆流→食道發炎→巴瑞 特氏食道症→食道癌）的高危險群。

一般說來，長時間的發炎易導致神經敏感性變遲鈍，或說是身體和大 腦逐漸與症狀和平共處。這情況很常發生在男性患者身上，一忍再忍，多 痛幾次就沒這麼痛了。只是不論什麼疾病，都不是忍一時就會風平浪靜， 對症治療才能避免繼續惡化。不然等到事情大條才後悔，就來不及了。

Q.8

我平常喉嚨卡卡、
晚上躺平睡覺時也會咳嗽，
這樣算是胃食道逆流嗎？

> **以上症狀只有 1/4 是逆流造成，**
> **所以一定要進一步做檢測與鑑別，**
> **才能抓出真正病因，對症下藥！**

　　根據臨床數據顯示，僅有喉嚨卡卡和睡覺時會咳嗽等症狀的患者，只有 25％的人是真正的胃食道逆流，其他 75％則以以下 3 種情形居多：①鼻涕倒流、② 對 PM2.5 過敏、③ 睡眠呼吸中止症候群。

　　若至胃腸科就診，我們會先透過藥物來檢測，並進一步利用胃鏡檢查來確診。如果胃鏡檢查結果發現有喉嚨紅腫、食道潰瘍等現象，就可以初步判斷為胃食道逆流造成的症狀。這種胃食道逆流的非典型症狀，透過吃藥等相關治療即可明顯改善。至於，所謂典型症狀則是廣告常說的胸口灼熱感、火燒心等症狀。這 2 種情況很容易區別出來。

　　如果胃鏡檢查的結果很正常、吃一段時間的藥卻無法有效緩解的患者，多半就會建議另外做 24 小時或 96 小時的食道酸鹼值檢測，並會診耳鼻喉科後再做判斷。

【關於飲食】

Q.9

醫生說我胃食道逆流，
那不就很多東西不能吃？
難道只剩吃清淡食物的命？

你的地雷食物，可能不是你的地雷食物！
放膽去試，找出真正引發逆流的東西，
避免過度限制，才不會造成心理壓力。

其實，不盡然。

胃食道逆流的原因很多，可能是壓力型胃食道逆流，可能是賁門鬆弛的胃食道逆流，可能是某些食物引起的暫時性胃食道逆流。每個人狀況不一樣，導致惡化原因也很複雜，有時，只要移除其中的某些原因，逆流症狀跟著被卸除，例如，就有不少壓力型的胃食道逆流患者，隨著更換工作、壓力變小，本來喝咖啡就會逆流的症狀，後來喝咖啡也沒事。所以也不見得要限制東限制西。但也不是說可以肆無忌憚地亂吃喔。

就飲食層面引發的胃食道逆流，主要還是不佳的飲食習慣所導致，像是暴飲暴食、吃太飽太撐、沒有定時定量等。但說到會誘發胃食道逆流的飲食種類，每個人都不一樣。有時，我會勸病患大膽去嘗試，放開那些心理上的限制，就會發現其實根本沒有想像中的嚴重。

　　尤其在做酸鹼值檢驗時（檢測期間不用吃藥），我會鼓勵患者趁機嘗試平常不敢吃的東西，以確定其對胃部酸鹼值的影響。尤其可以嘗試「地雷食物」，才能找出自己的極限在哪裡，未來要預防逆流更容易。

　　有很多原本飲食被強烈限制的患者，在做了這個測驗之後，都興奮地告訴我「做這個檢測是這輩子最快樂的事。」因為期間吃了很多本來想吃卻不敢吃的東西，居然都沒有不舒服的感覺，檢查下來也都正常。像這種很明顯就是心理壓力造成的胃食道逆流。

　　所以啊，並不是有了胃食道逆流，就一輩子要謝絕美食，只要把握飲食大原則，並找出病因予以修正才是王道。隨著身體狀況的不同，做出相應的調整，適時適量，很多食物都是可以嘗試的。畢竟，吃這件事是人生樂趣之一，限制太多，反而容易產生心病。

關於飲食

"

**香蕉可能會增加胃酸的分泌，
所以在需要維持清淡飲食的階段，
最好要避免食用香蕉！**

"

　　原則上，我暫時不會建議有胃酸疾病患者食用香蕉。解釋這個答案之前，我想先說一個臨床案例，是我的病人。

　　他們是一對恩愛的老夫老妻。老先生的胃一直不太好，除了有胃潰瘍，還有胃食道逆流。老太太也有胃食道逆流的症狀，他們兩個人持續都有回診治療。某陣子來診間討論到老先生排便不順的問題，我告訴他要多吃可以幫助排便的水果，還考量到老人家牙口不好，提供他們方便實用的火龍果、木瓜和香蕉。我邊說，他們邊搖頭。

　　原來，他們以前就曾經因為吃了香蕉，胃的不舒服感加重，還會有火燒心。那時候，我還真沒聽過這樣的說法。畢竟在我舊有觀念裡，香蕉不僅可以提高免疫力，還富含膳食纖維能幫助排便，更有豐富的礦物質與營養價值，幾乎是大家都不否認的。

　　為此，我特別去查了文獻記載，想要釐清事實，結果還真有這樣的研究。以前有透過動物實驗，發現香蕉中的某些成分具有抗潰瘍的功能。在印度，有胃潰瘍的話，甚至會建議吃還沒有熟的香蕉，來修復潰瘍傷口。不過，後來有醫師觀察到，吃生的香蕉會增加胃酸，反而使症狀更嚴重。

　　另一個也是來自印度的研究，分析了 115 個受測者，其中有 15 人有胃潰瘍，11 人沒有潰瘍但有消化不良，剩下的 89 人則是正常人。在禁食一個晚上之後，用鼻胃管把原本胃部殘存的胃酸引流掉，一天給病患吃 80 克的香蕉，另一天則給病患吃 80 克的稀飯，並比較吃完 15 分鐘後，吃什麼東西會增加胃酸分泌，結果香蕉明顯增加。

　　可見香蕉雖然好，但可能真的對胃不好。若是建議需要清淡飲食的時候，最好要避免吃香蕉。雖然還是很多網路文章會建議吃香蕉來克制胃酸，但我仍然相信患者的反應是最真實也最直接的。因此，我暫時不會建議有胃酸疾病患者食用香蕉。

Q.11

逆流也有高峰期？
聽說農曆年後求診量激增？
怎麼吃才能防逆流變嚴重？

> " 聚餐不懂節制、胃腸道舉牌抗議，
> 每年農曆年後就是胃食道逆流高峰。
> 把握聚餐 3 原則，才能安全下莊！"

每年 3 月，是胃食道逆流好發的時節。

胃食道逆流會被稱為現代文明病，不是沒有原因的。由於飲食的關係，早年胃食道逆流在西方國家的盛行率，遠高過東方國家的盛行率。近年來，拜飲食西化所賜，東方國家的罹病率，逐漸與西方平起平坐。臺灣國內罹病人口也增加很快，大約每 4 人就有 1 位有胃食道逆流。

根據統計，每年年初的農曆年過後，國內的胃食道逆流的患者就會大爆發，這跟冷暖天氣變化沒有直接關係，跟傳染更沒有關係。主要還是因為節慶密集，導致飲食很難節制所引起。年底的節日一個接著一個，中秋節吃完烤肉和月餅後，聖誕節和跨年聚餐一攤接著一攤，然後隔年又是尾牙，又是農曆過年與元宵節，完全不節制的話，胃腸道當然就會開始抗議，吃出逆流性食道炎，甚至是胃食道逆流了。

我知道，歲末年終、逢年過節總是想要犒賞自己過去的辛苦，也知道不可能完全謝絕聚會活動。美食當前，要是顧慮一堆，實在很煞風景。少不了大吃大喝的時機，該怎麼吃才能防止逆流呢。建議可以把握以下 3 個原則，就能輕鬆吃美食，又不會暴食、過量和傷身了。

① 淺嘗輒止，避免過量

各種菜肴都以品嘗一口兩口即可為目標，千萬不要一看到食物端上桌就失控。另外，不要直接把菜夾進嘴巴，把菜先放到小盤子或碗裡之後再吃，還能控制食量，避免吃太飽。

② 澱粉最後，有利消化

改變一口飯一口菜一口肉的進食習慣，把蔬菜類當成主食，盡量吃到 5 分飽後，再開始吃肉，最後才吃飯（澱粉類）。這樣的進食順序，最有利於消化功能的順利進行。

③ 擋不掉的酒要聰明喝

酒精濃度愈高的酒，需要代謝的時間愈長，酒類的乙醛累積體內的時間愈長，愈容易致癌，尤其會增加頭頸癌（如食道癌）的罹患機率。所以酒能不喝就不喝，非喝不可時，威士忌、高粱等烈酒要少碰，用低酒精濃度的啤酒取代，但是千萬不能過量。

Q.12

喝咖啡會引起逆流嗎？
但不喝就想睡，
有沒有推薦逆流患者的咖啡呢？

" **不用完全謝絕，是要懂怎麼喝！**
半飽是最佳時機點，
黑咖啡優於加料的拿鐵與摩卡，
深焙豆優於酸度高的淺焙豆。 **"**

雖然咖啡並不是引發胃食道逆流的主要因素，但一般還是會建議患者少喝為妙。咖啡中的咖啡因確實會對肌肉產生鬆弛作用，攝取過量容易造成下食道括約肌鬆弛，賁門關不住，增加胃食道逆流的機率。加上咖啡會刺激胃酸分泌，因而導致逆流感更強烈。

不一樣的狀況，結果還是不同。胃食道逆流不見得只能當咖啡絕緣體，而是要看喝什麼咖啡和什麼時候喝，只要喝對了，咖啡還是好東西。

從咖啡烘焙的程度而言，建議要喝深焙咖啡。咖啡豆依烘焙時間長短區分為重焙、中焙與淺焙三種。一般說來，淺焙咖啡豆最酸，中焙咖啡豆次之，深焙咖啡豆則苦味最重，其三者咖啡因含量差異並不大。愈酸的咖啡愈容易引起胃食道逆流，因此建議患者想喝就喝深焙咖啡。

從咖啡有無加料而言，黑咖啡（美式咖啡）絕對優於其他咖啡。若以最常見的三種咖啡來比較，一是無糖無奶的黑咖啡，二是加了牛奶（或奶精）與糖的拿鐵，三是加了奶油、糖與巧克力飲的摩卡，其中最單純的黑咖啡引起胃食道逆流的機率最小，只要注意不要泡得太濃太厚就好。至於，拿鐵和摩卡中添加的牛奶（或奶精）、糖、奶油、巧克力都可能讓賁門短暫性鬆弛與胃脹氣，導致胃食道逆流的發生。此外，三合一咖啡或二合一咖啡等即溶包，都不推薦，因為這類咖啡不只奶精或糖分的含量高，通常為了保存與增添風味，都會額外加入一些添加物，對胃食道逆流患者最不好。

從喝咖啡的時機點而言，半飽時喝最好。在剛吃飽飯，胃中尚有很多食物等待消化時喝咖啡，咖啡因會讓賁門放鬆、無法關緊，而使胃部蠕動的過程，內容物往食道逆流。但如果是只有吃一些輕食，這種不是很飽的程度喝一些咖啡到是無妨。

除了咖啡之外，含有咖啡因的茶類、巧克力等，都會建議患者適量適時攝取就沒問題。附帶一提，喝茶和喝咖啡的選擇大原則也是一樣，愈單純愈好。過濃、加了奶、加了糖或其他添加物的茶品都不推薦（珍珠奶茶當然是不能喝）。

Q.13

胃不舒服改吃白粥，
有時反而會雪上加霜？
白饅頭或白吐司比較好嗎？

> 有胃食道逆流病史者，
> 白饅頭白吐司絕對優於白稀飯！
> 白稀飯消化過快、易使胃酸空轉，
> 含湯水量高則導致脹氣更嚴重。

　　白稀飯對胃疾患者好或不好，我的結論是「對有胃酸相關疾病的患者不好」。若本來沒有胃酸疾病史，白稀飯還是胃腸炎時的最佳選擇。其實，針對這個題目我幾乎快想破頭，查了又查相關的文獻或資料，人人說法都不太一樣，根本很難說服我。但換成「白稀飯會不會增加胃酸分泌？」這個問題來討論的話，我的答案就是肯定的。

　　因為碳水化合物與蛋白質食物本來就會刺激胃酸，尤其是高蛋白的食物。那如果換成其他清淡飲食期，常見的建議主食選項來比較「白稀飯會比白饅頭或白吐司容易增加胃酸嗎？」我覺得也是對的。

　　有一位 50 歲左右的女性病患，以前有過胃潰瘍的病史，也長期在我的門診治療胃病與胃食道逆流，在經過藥物控制與調整飲食作息後，胃痛與火燒心的症狀都消失了很久了。本來預計再回診就是要停藥了，沒想到她

卻提早回診了。說她這兩天來噁心想吐，後來還發燒、拉肚子，經過診斷確診為病毒性胃腸炎。

除了開藥外，我衛教他這幾天要進行清淡飲食，改以白稀飯或白吐司、白饅頭當主食，再配合一些運動飲料 1 比 1 稀釋白開水。再過 1 星期後她回診，分享了這星期的飲食。她說，一開始她是吃白稀飯，但是覺得胃更不舒服，甚至連胃食道逆流症狀都出現了，改吃白米飯、白吐司或白饅頭反而緩解。

我把白稀飯會加重胃酸症狀，歸納為 3 個理由：在此之前，需要先了解影響胃酸分泌分頭期（約 3 成）、胃期（約 6 成）與小腸期（約 1 成）等 3 個階段。頭期指看到但還沒吃到時的胃酸分泌。當食物推進胃部，胃酸會受食物刺激再分泌。當食物進到十二指腸，是胃酸分泌最後階段。

❶ 消化速度快

白稀飯相較於白米飯、白吐司或白饅頭更容易消化，煮得愈爛，消化愈快。這代表白稀飯在胃部時間變短，快速地從胃進入十二指腸。這樣一來，會加快小腸期的胃酸分泌，所以胃酸分泌的速度會比白米飯、白吐司或白饅頭。

❷ 含湯水量多

白稀飯相較於白米飯、白吐司或白饅頭富含更多湯水。攝取湯水容易會讓胃部脹大。胃脹會擠壓到內容物，讓胃食道逆流的症狀發作，此外，也容易刺激胃酸分泌，而使胃酸量增加。

❸ 中和胃酸程度差

白稀飯便於消化，很快就跑到腸子去。胃部快速排空之後，本來應該跟食物進行中和作用的胃酸，只能空轉。一旦胃的酸度增加，胃部的不適感就會更加嚴重。

關於飲食

【關於飲食】

Q.14

喝酒會加重逆流病情嗎？
但是應酬難免，
改喝酒精濃度低的酒可以嗎？

> 酒會使賁門放鬆，加重逆流症狀。
> 加上酒精會刺激胃黏膜與食道黏膜，
> 導致食道病變和消化系統的問題，
> 嚴重時，還可能誘發食道癌及胃癌！

　　酒對胃和食道的影響，主要在喝的量，而非種類及酒精濃度。生活中，難免有些場合避免不了喝酒助興，但一定要切記小酌怡情，豪飲無益。

　　酒要直接灼傷食道的可能性不大，但是對胃黏膜或食道黏膜仍然會造成一定程度的傷害。雖然說，健康的黏膜修復功能強（自癒力強），但若是不知節制，反覆給予刺激，修復功能就會下降，變得容易發炎，長期下來，黏膜細胞就很容易產生病變，甚至癌變。

　　除此之外，酒精確實會加重胃食道逆流的病情。酒精有抑制與麻痺肌肉力量的功能，簡單來說，就是會讓全身肌肉放鬆，包括賁門括約肌。酒精會使賁門括約肌的收縮力降低，因而無法有效關閉賁門，胃部內容物自然容易往食道衝，因而導致逆流症狀發生。

Q.15

吃太酸會加重逆流嗎？
除了酸的東西（水果）外，
還有哪些食物需要克制？

> **防止胃食道逆流要從吃下手：**
> **用餐不配湯或飲料，避免食物往食道衝、**
> **奶類少喝，防止產氣、胃脹更嚴重、**
> **酸的東西少吃，降低胃部的刺激！**

　　要預防胃食道逆流的話，最貼近生活的方法，就是「從吃下手」。食物進入口腔之後，會經過整個胃腸道系統，進行消化與吸收的作用，慎選食物可以有效減少刺激，防止症狀發生或加重。在面對胃食道逆流患者的詢問時，我通常給予以下 3 個最簡單配合的建議：

❶ 用餐時盡量飯水分離

　　胃食道逆流患者在吃飯時，盡可能不要喝太多的湯湯水水，當然也要避免配飲料，因為如果胃內容物混合太多的液體，食物就容易隨著湯汁往上衝，逆流到食道而產生不適。此外，人在吞嚥液態物質（如水、飲料、湯等）的同時，吞進的空氣體積可能還超過液體體積，這會使腹壓變高，引起胃食道逆流的發生。

② 奶類飲品少喝

如果確診為胃食道逆流了，最好要控制含奶類的飲料攝取量。要喝咖啡，就盡量以黑咖啡為主。要喝茶，就盡量以純茶類為主。少喝拿鐵咖啡、奶茶或三合一咖啡等加奶調味的飲品，不論是加鮮奶或加奶粉加奶精都要避免，因為含奶類的飲料容易產氣，若是胃腸機能本來就不好，會讓脹氣的情況變得更嚴重。

③ 酸的食物少吃

任何人對於酸的食物，都應該適可而止，像是檸檬、鳳梨、奇異果等，都算是酸度較高的水果。酸的食物不僅會使胃食道逆流的症狀發生或加重，還可能增加胃潰瘍與牙齒疾病的發生，包括提高蛀牙風險、敏感性牙齒、牙齒顏色變黃與暗沉。

臨床上，我曾遇到一個個案例。她是 1 位約 45 歲的女性患者，來到門診主訴胸口有灼熱感，尤其是早餐之後最嚴重，會伴隨喉頭卡卡的感覺，但是中午或及晚上就少有這樣的現象。我判斷這「應該」是胃食道逆流的典型症狀，但是又覺得有點不尋常。

胃食道逆流症狀發生在早上，特別還是在吃完早餐後，是非常少見的案例。因為早餐通常吃得不多，不會是胃食道逆流症狀出現的尖峰時間。仔細詢問之後，發現這位患者沒有睡眠問題、工作壓力不大，也不用熬夜輪班。再繼續追問下去，終於找出問題的癥結。

原來，她雖然早餐吃不多，但吃的東西大有問題。這位患者平常就相當注意養生，某次，從網路傳言聽說「多喝檸檬汁可以把酸性體質改變成鹼性體質」，也沒有求證其他資料，就開始每天早上 1 杯蜂蜜檸檬的習慣。

我聽了，馬上請她暫時停止喝蜂蜜檸檬汁的習慣，特別是早晨起床空腹時一定要禁止。下次再回診，胃食道逆流的症狀就減少許多。

其實，中西醫都沒有體質酸鹼的說法，想要透過飲食來轉變體內的酸鹼值，更是無稽之談（只是網路上穿鑿附會的傳說啦）。喝檸檬汁頂多可以補充維他命 C，但很多蔬果中都有豐富的維他命 C（如芭樂的維生素 C 含量就是水果之冠），不見得要選檸檬啊。尤其是有消化性潰瘍、胃食道逆流的患者，常吃酸的食物反而會刺激胃部，加重病症。

不過，的確有極少數人是例外的。我曾經碰到 1 位大約 70 歲的婆婆來門診，主訴消化不良、脹氣、胃痛。一開始，我給予慢性胃炎用的制酸劑服用，但效果不好，即使用了強效的藥，症狀始終沒有緩解，尤其肉吃多時最嚴重。透過胃鏡進一步做檢查，才發現她是屬於少見的 A 型萎縮性胃炎，而且伴隨膽汁逆流問題。

後來，不只拿掉抑制胃酸的胃藥，還嘗試性請患者在吃飯時配點奇異果汁、檸檬汁等酸的果汁，結果，消化不良症狀反而改善很多。原因在於 A 型萎縮性胃炎患者分泌的胃酸比正常人少，要治療這種慢性萎縮性胃炎的方式，就是服用弱酸制劑，補充人體胃酸分泌的不足。因此，喝一點酸的反而可以幫助消化。

要注意的是，若是 B 型慢性萎縮性胃炎患者，就屬於局部性的胃腺萎縮，只有極少部分的腺體功能喪失，並不會影響整體胃酸分泌的量，就不需要特別喝檸檬水了。

掃描看更多！
這樣吃，
逆流不再找上門

【關於治療】

Q.16

咳嗽是逆流症狀嗎？
如何區分是逆流咳或感冒咳，
看醫生掛哪一科適合？

> **咳嗽可能是胃食道逆流非典型症狀，**
> **但首要目標還是要「排除呼吸道感染症」。**
> **沒病史、沒典型症狀建議先找胸腔內科，**
> **有典型症狀且躺著咳更厲害找胃腸科。**

　　胃食道逆流引發慢性咳嗽屬於非典型症狀。胃食道逆流引起咳嗽的可能性有 2 種：一是胃酸逆流時，有極少量胃酸嗆入氣管，以致氣管受到刺激而引起咳嗽。二是胃酸逆流到食道的當下，刺激到下端食道的副交感神經，造成反射性咳嗽的情形。由於很多疾病（如感冒、過敏等）都會以咳嗽來表現，所以第一時間很容易搞不清楚到底「為了什麼咳嗽」。這時候，不妨參考以下幾個方向，來判斷自己屬於哪一種咳嗽，並前往適合的科別做診療。

❶ 平常沒咳嗽，也沒有逆流病史。

　　如果平常沒有咳嗽的症狀，也確定自己沒有胃食道逆流的病史，那一定要優先去一般內科、耳鼻喉科或胸腔科做檢查，排除病毒或細菌感染所引起的呼吸道疾病。

② 平常沒咳嗽，但有逆流病史、近期沒有典型症狀。

　　如果平常沒有咳嗽的症狀，雖然有過胃食道逆流的病史，最近並沒有出現典型症狀（胃酸逆流和火燒心），卻持續咳嗽咳了一整天，且連帶有疲累感或發燒，則還是比較偏向病毒或細菌感染引起的呼吸道疾病所造成，建議先到一般內科、耳鼻喉科或胸腔科就診檢查。

③ 平常沒咳嗽，但有逆流病史、近期有典型症狀。

　　如果平常沒有咳嗽的症狀，但確實有胃食道逆流病史，且近期出現典型症狀（胃酸逆流和火燒心），咳嗽又以躺平或晚上咳得比較嚴重的話，只要確定沒有疲累感與發燒，就可以直接考慮咳嗽是胃食道逆流引起的非典型症狀，優先到胃腸科就診與檢查。

④ 平常有咳嗽，但不知道有無胃食道逆流病史、近期有典型症狀。

　　如果平常就有慢性咳嗽，但近期咳嗽以躺平或晚上咳得比較嚴重，且開始有典型症狀（胃酸逆流和火燒心）出現的話，只要確定沒有疲累感與發燒，即使不知道有沒有胃食道逆流病史，還是可以優先考慮是胃食道逆流引起的非典型症狀，到胃腸科就診與檢查。

　　總而言之，判斷的最重要的原則之一，就是要先到一般內科、耳鼻喉科或胸腔科診治，以排除是呼吸道感染症，特別是有黃痰的病患要留意細菌感染，有白痰則最可能是病毒性感染，尤其流感病毒更需要搶時間進行適當處置。若已至呼吸道相關專科就診，咳嗽症狀卻持續兩星期仍未改善，不妨再跑一趟胃腸科，檢查有沒有胃食道逆流相關問題。

Q.17

我做了 24 小時胃酸檢測後，
檢測結果顯示有逆流，
為什麼醫生說我沒問題？

> **正常人每天最多有 40 次逆流，**
> **只要賁門與食道功能正常，幾乎無感。**
> **倘若食道沒力氣、賁門關不緊，**
> **胃酸停留時間變長，食道容易灼傷。**

不要懷疑醫生，你可能真的沒問題。

正常狀況下，每個人都會有胃食道逆流的現象，只是因為沒有症狀，所以不知不覺。只要食道和賁門功能正常，就能有效幫助逆流的物質流回胃部，減少胃酸與食物在食道停留的時間，通常不太會對食道造成太大傷害。

每天逆流的次數在 40 次以下，是可以接受的安全範圍。逆流次數為 40 ～ 80 次就要稍微留意，最好是要檢視自己平常的作息或飲食習慣，以免演變成真正的胃食道逆流。一旦每天逆流次數超過 80 次，就可能是胃食道逆流了。

　　除了透過胃食道逆流的次數來判斷外，還可以從每天逆流的總時間來檢測是否為胃食道逆流，檢測可以利用「24 小時 pH 值酸鹼度監測」或以「無線膠囊食道酸鹼檢測」進行 48 〜 96 小時來得知。

　　由於胃酸的酸度很強，其 pH 值多在 1 以下，所以檢測時，若食道酸度低於 pH 值 4 以下，就會認定有胃食道逆流的情形。這種情形如果超過總檢測時間的 4% 以上，就可能是有逆流問題，若已經達到 6% 以上，就屬於需要趕快治療的胃食道逆流了。

　　在此要補充說明的是，以下 2 種情況會使患者對於胃食道逆流的症狀感特別明顯。有時，即使逆流次數屬正常範圍，也可能是因為這 2 個因素而感覺不適。

① 食道沒力氣

　　食道是口腔與胃之間的通道，食道肌肉蠕動會將食物或逆流的物質往胃部推送。可想而知，一旦食道肌肉不夠力，就沒辦法順利將食物送到胃裡，自然也無法將胃酸排回胃部。當食物與胃酸不上不下，卡在食道，就很容易造成食道被灼傷。

② 賁門關不緊

　　賁門是食道與胃之間的守門員，透過括約肌收縮，讓胃酸不要跑錯地方。正常情況下，食物要往下送到胃時，賁門會開始讓食物通過，其他時間則保持關閉，防止胃內容物逆流。一旦賁門關不緊，門戶大開，胃酸就容易在進行消化作用時衝出賁門，往食道跑。

有的逆流是「想像」的？
胃腸科看不好的逆流，
搭配身心科治療反而改善？

"

**近 1/3 患者是想像出來的假逆流！
而這些「假逆流」的患者中，
有很多人都和自律神經失調有關。**

"

　　自律神經失調是一種心因性的疾病，這可以算是文明病之一，主要是因為生活步調快速、工作壓力未能適度紓解，以至於有焦慮、失眠、頭痛、耳鳴或消化不良、便祕、拉肚子等各種失衡現象發生。不過，由於多半是心理影響生理的表現，故自律神經失調也被當作憂鬱症、恐慌症、焦慮症等精神官能症前期或初期的委婉說法。

　　人的消化、呼吸、心跳、體溫調節、流汗等，都是外來刺激或環境因素影響自律神經作用，無法透過大腦去控制。自律神經中的交感神經與副交感神經彼此抗衡，使任何一方所負責的生理作用不至於過度活躍或過度低下。例如，處於緊張狀態的人，雖然交感神經會促使心跳加速，但副交感神經會適度調整心跳，以避免心悸或其他危及健康的現象。可想而知，要是交感神經與副交感神經無法好好的合作，那就是自律神經失調了。

　　胃食道逆流跟精神疾病有無可能共存，答案絕對是肯定的。某些「自以為」是胃食道逆流患者，大約有 1/3 都不是真正的胃食道逆流，我把這種患者稱為「假逆流」。這些假逆流患者中，有很多人的病因和自律神經失調有關，又被歸納為功能性的症狀，如功能性火燒心。也就是說，患者是基於自身需求而「想像」疾病。

　　如果在進行各項檢查之後，生理上都顯示沒有異常的時候，就應該可以歸類於腦部感覺異常所產生的不適，進而導致自律神經失調了，那只要想辦法解開了心裡的結，症狀自然就會消失。

　　根據研究數據顯示，以下 3 種人有比較高的機率是同時罹患胃食道逆流與精神疾患：❶ 已經就醫治療，逆流症狀卻長達 2 年以上未改善、❷ 典型合併非典型逆流症狀、❸ 女性。當懷疑自己是兩種疾病皆有時，最標準的建議方法就是做食道機能檢查，好透過客觀結果來判斷是真逆流還假逆流，或應該尋求身心科協助。

　　消化功能確實屬於自律神經重要的一環，所以胃腸科醫師在用藥時，是可以將緩解自律神經失調和顧胃治胃（如減緩逆流症狀）的藥物做搭配的，以期在解決患者生理症狀的同時，調節自律神經之功能。值得注意的是，長期進行身心科或精神科藥物治療，其中一個副作用就是很可能會使賁門鬆弛，因而導致胃食道逆流，故多半會建議有逆流症狀的患者搭配胃藥服用。

Q.19

當逆流嚴重影響生活，
手術會是最佳選項嗎？
哪一種手術成功率高？

> **若症狀嚴重到生活品質低落，
> 確實會請患者優先考慮手術治療，
> 術後改善機率最高可高達九成。**

胃食道逆流進行手術治療最期待達到的主要目標有以下 3 個：① 改善生活品質、② 降低使用藥物的劑量、③ 未來最好是能完全停藥。

一般而言，需要進行手術的胃食道逆流患者，病情多屬於嚴重等級。如果一個確診患者，明明已經遵循醫囑與衛教，不僅配合服藥治療與追蹤回診，連飲食、作息等都積極控制與調整了，症狀卻絲毫未改善，那他的胃食道逆流要好，可能不是這麼簡單的事。

吃什麼藥都不見效果的患者，有很多是已經有賁門鬆弛或其他器官功能性異常，頻繁的逆流症狀甚至可能嚴重影響正常生活，我就有遇過幾個主訴症狀是一邊吃飯一邊吐（根本吞不下去）、長期只能站著或坐著睡覺（一躺平就非常不舒服）。這種生活品質低落的患者，我就會請他考慮進行手術治療，不然這樣的生活過久了，肯定什麼毛病都跑出來了。

至於，手術有沒有效，必須分成幾個方向去看。若是以改善症狀與提升生活品質而言，被視為胃食道逆流的標準外科手術的胃底折疊手術（Nissen Fundoplication）可改善將近 9 成。其他胃鏡手術也有 7 成到 8 成之多。但若要討論到能否痊癒（完全停藥）的話，胃底折疊手術約有 7 成可能性，其他胃鏡手術則是 5 成到 6 成。

有不少手術很成功，且後來順利停藥的患者會問我「我以後胃食道逆流還會復發嗎？」在此，必須重申要是回到過去的不良習慣，像是暴飲暴食、菸酒不拒、囫圇吞棗、熬夜與睡眠不足等，怎麼可能不復發。重點還是在於手術成功後有沒有好好保養，導正飲食習慣和生活方式。否則即使醫生竭心盡力醫治，到頭來還是有復發風險，說不定症狀還更凶猛。

很多不死心的患者，可能還會繼續問「萬一術後真的復發了，還可以再做手術嗎？」這是我們最不希望發生的狀況。雖然胃鏡手術可以再做一次，但外科手術（開腹手術或腹腔鏡手術）由於風險變高，手術變得困難，會盡量不再次施做。

無論是什麼疾病，包括胃食道逆流在內，沒有任何手術或治療方式都能達到百分之百的預期效果，即使術後一切正常，也不保證絕對不會復發，唯有愛惜自己、好好保養，才能使治療效果加分與維持。

掃描看更多！
胃食道逆流
手術懶人包

關於治療

Q.20

胃食道逆流只是小事，
沒什麼了不起！
忍得住，不看醫生也沒差？

> "
> 事大事小要檢查後才知道，
> 尋求專業以了解自己逆流嚴重度，
> 才能避免惡化，影響心理狀態！
> "

事小事大要看病情而言，而不是看「忍功」而言。

說起來，胃食道逆流就跟牙疼一樣「痛起來要人命！」前幾年就相繼發生過兩起案例，都是疑似不敵罹患胃食道逆流的長年折磨，導致身心靈嚴重受創而選擇自我了結生命的真實事件。聽到這樣的故事，很多人都感到震驚萬分。國內胃食道逆流的人口這麼多，他們要承受的不僅是身體上的不舒服，還有病症出現時心理與情緒上的折磨。

其實，一旦逆流次數超過正常值，食道黏膜就會被傷害，即使久了之後忍功大增，習慣症狀帶來的火燒心或胸口灼熱等不適，但酸性物質對食道傷害依舊。所以，還是要透過正規檢查與確診，才能知道逆流程度，進行適合治療以減緩病症。尤其逆流嚴重的患者，最好定期追蹤，避免惡化。總之，不要掉以輕心，也不要過分恐懼，通盤了解自己的病情最重要。

Q.21

90%的逆流是胃酸太少？
自然療法中的甜菜鹼，
可有效改善逆流症狀嗎？

> **胃酸 2 大功能：殺菌、助消化。**
> **胃酸太少與幽門桿菌造成的萎縮性胃炎有關，**
> **胃酸不足引起的胃食道逆流不到一成。**

　　胃食道逆流的根本原因，不是胃酸分泌的多或少，所以我認為這個問題是畫錯重點。當然，因為逆流而就醫，吃了降胃酸的藥，就會造成胃酸分泌降低，但是這是治療後的結果，絕對不是原因。

　　國外自然醫學療法確實有提倡服用甜菜鹼（從甜菜中發現的生物鹼）來治療胃酸不足所引起的脹氣不適，當中常會搭配胃蛋白酶一起服用，增加蛋白質的消化，減少脹氣的感覺。臨床上，部分脹氣患者吃西藥是沒效的，改吃甜菜鹼與酵素反而有改善。

　　要特別提醒大家的是，這樣的療法是要在確定屬於胃酸不足引起的脹氣時才可能有效。如果是胃食道逆流引起的脹氣，或本身已經有胃炎、胃潰瘍等疾病，這樣的療法可能會增加對胃壁的傷害，甚至引起嚴重的併發症，可謂雪上加霜。

另外，像甜菜鹼這樣的健康產品，一般不會有《藥劑業及毒藥條例》或《中醫藥條例》註冊，更沒有有相關醫藥單位的評核，通常只會加註「產品並不供做診斷、治療或預防任何疾病之用」。要是真的吃出問題，也沒有藥害救助法可以幫忙，建議還是要小心評估，謹慎使用。

　　在 2018 年，韓國研究分析 46 位患者是否有幽門桿菌及萎縮性胃炎與胃酸酸鹼度的關係，發現有幽門桿菌感染患者的胃酸分泌較少，約 6 成感染者胃酸的 pH 值都在 3 以上，與正常人的 pH 值 1 ～ 2 之間高出許多。其原因可能是胃體已經有萎縮性胃炎造成分泌胃酸細胞變少，使胃酸分泌不足而導致胃液酸鹼值上升。但若是在胃竇（胃接十二指腸的前段）有萎縮性胃炎，對胃酸則不會有影響。

　　早在 2013 年時，就有科學家分析 1,555 位健康檢查者，結果發現萎縮性胃炎的患者反而比較不會有胃食道逆流的症狀。我想，這就應證了：萎縮性胃炎造成的胃酸分泌不足、胃液酸鹼度不酸，就相對不會引起胃酸逆流或火燒心症狀。

　　胃酸分泌不足的情況，會導致胃液的酸鹼值上升（也就是胃酸變得沒那麼酸）。這常見於長期服用降胃酸藥物的患者，若非服藥患者，則主要是曾感染過幽門桿菌而引起萎縮性胃炎所致。這類患者多半有消化不良的情形，尤其是對於肉類等蛋白質食物。另外，也因為缺乏食物殺菌的防線，所以容易因細菌感染而腹瀉。

　　胃酸分泌不足在目前無實用的評估方法，通常我會用以下 3 個方法來測試：❶ 請病人在吃飯前喝醋或檸檬汁。如果能藉此降低脹氣症狀，那可能真的有胃酸不足的問題。如果吃酸的食物更不舒服，就不要刻意去補充增加酸的藥品或食物了。❷ 胃鏡檢查。這是屬於比較科學的方法，確定是否有萎縮性胃炎與幽門桿菌。❸ 放置酸鹼監測導管。透過導管監測 24 小時胃裡酸度，但這只能了解胃液酸鹼值，很難評估胃酸分泌的量。

　　無論如何，在嘗試以酸治療胃食道逆流之前，一定要先請教專業醫師，評估過後才可以有效治療。假設真的是胃酸不足引起脹氣或逆流，飯前喝點蘋果醋或檸檬水是不錯的選擇喔。

Q.22

胃食道逆流的藥要每天吃嗎？
是不是一吃就是一輩子，
有停藥的可能嗎？

> 吃藥的目的是控制病情，
> 防止病情惡化延伸更嚴重的問題。
> 一旦症狀控制住，不只吃最低劑量，
> 甚至有機會完全停藥喔。

　　這題的答案我不敢說得太絕對，因為這關乎的不只有原本病情的嚴重程度，還要看患者就診之後的配合程度。說實在的，<u>患者本身的努力，才是成功斷藥的最重要的關鍵。</u>

　　舉例來說，一個症狀不嚴重的患者，要是什麼都不願意配合或犧牲（如堅持繼續抽菸、喝酒與熬夜），狀況可能只會愈來愈嚴重，當然需要吃藥一輩子。相反的，一個症狀相對嚴重的患者，願意遵循醫囑與衛教，搞不好更有機會迎接停藥的那一天。

　　症狀嚴重與否，要看的其實很多。如果沒有食道發炎現象，賁門和食道也沒有變形，而且症狀只是偶一為之，就會歸納成輕度患者，大部分只

要願意調整一下作息和飲食，再輔助藥物治療，很快就能控制住症狀，藥就可以不用每天吃。萬一是賁門鬆掉或胃滑脫等功能問題，就算嚴重了，一定要依照醫囑按時吃藥和回診，才能監控病情，防止惡化。

對病情嚴重者而言，按時服藥是很重要的，其主要目的在於讓醫師真正監控病情。患者在安全且規律的狀況下服用治療藥物，有助於每次回診主治醫生觀察病症，且得知當下的治療方向是否正確。

必須特別釐清的是，只要遵照醫囑服藥，胃食道逆流的相關藥物之風險非常的低。換言之，比起因為擔心藥物副作用拒吃，而發生吐血、潰瘍、嚴重發炎或癌前病變等併發症，乖乖吃藥其實安全太多了。

至於，所謂藥物「最低劑量」指的是能夠維持病情穩定、不再復發的服藥程度。例如，從每天都要吃氫離子幫浦阻斷劑 2 顆，在經過治療之後，因為病情獲得控制，而降為每天只需要吃 1 顆，就能有同樣效果。或原本還要搭配第二型組織胺阻斷劑才能緩解症狀，因為治療之後控制得宜而停用藥物。諸如此類，透過從劑量和種類的安全性削減，達到確實而穩定病情的效果。

Q.23

1 天 1 粒搞定火燒心？
早上吃，晚上有效嗎？
有無年齡或身分的用藥限制？

> 一天一粒是氫離子幫浦阻斷劑標準劑量，
> 但依病患代謝率微調藥量可加強療效。
> 老人、幼童、孕婦都能安心使用該藥物，
> 唯有肝代謝功能有異者須特別留意！

　　首先，要特別說明的是，這裡所講的胃藥是指經專業醫師開立處方的氫離子幫浦阻斷劑，並非電視廣告上強力放送的成藥。雖然成藥購買便利性高，但容易把關鍵症狀掩蓋掉，而使嚴重疾病被誤診，拖延治療。

　　氫離子幫浦阻斷劑是目前使用最廣泛、最主流的治逆流藥物，使用方法確實是一天一錠，服用後有明顯改善症狀的患者大約七成多。效果好壞除了跟症狀嚴重度有關，也和個人新陳代謝率有關。

　　身體代謝能力因人而異，代謝正常的人，照標準劑量一天一粒吃，代謝快的人或許要吃到一天兩粒才有感覺，代謝慢的人搞不好兩天吃一顆就有效果。這是因為在服用氫離子幫浦阻斷劑後，主要會先在肝臟經過兩種酵素代謝，再經過膽汁與尿液排掉。

約有 17% 代謝特慢的人，會使藥殘留在身上的時間變長，這樣一來，吃 1 顆藥可以有 2 天效果。若只是要解除胃食道逆流火燒心症狀，一天半顆就很夠了，照標準劑量來吃，反而有較高機會產生副作用。約 25% 屬於藥物代謝超快的族群，就像武俠小說裡那種即使中了毒，卻很快就可以排掉的神人。這種患者最常抱怨「早上剛吃藥時有效，但傍晚火燒心的感覺又回來了！」而且他們通常很少有藥物副作用或對藥物有不適感。這時，我會增加劑量（1 天 2 顆），以期達到最大效果。

原則上，醫師不會事先知道（或檢驗）病患的肝功能代謝速度是快還是慢，多半是吃了藥，看到效果後才知道。因此，不論什麼藥物，都必須會經過一個測試期。當然，如果本來肝功能就不好，務必知會醫生，醫生會視情況降低藥物劑量，未避免藥累積在身上，導致腹瀉腹脹等副作用。

一般會透過黃疸指數、凝血時間、腹水有無、白蛋白情況與有無肝昏迷等來評估肝功能，若沒有異常狀況，就可以使用標準劑量，但只要有一項異常就建議半量使用氫離子幫浦阻斷劑。若是屬於重度肝衰竭，則建議不要用這種藥物。

只要肝功能正常，老年人依然可以使用氫離子幫浦阻斷劑的標準劑量，不須特別顧慮老了就代謝慢的問題。12 歲以上的兒童亦可使用標準劑量。孕婦的話，除了奧美拉唑（Omeprazole）不建議使用外，其他類的氫離子幫浦阻斷劑有需要時，還是可以使用。至於，腎功能不好的患者，只要肝代謝正常是不需要調整藥物劑量的。不過，氫離子幫浦阻斷劑主要的功用是降低胃酸的酸度，讓 pH 值上升到 4 以上，減少對食道和賁門的傷害。要降低胃食道逆流的次數則必須服用其他藥物，或進行手術治療才行。

關於胃藥

肚子脹脹、消化不良，
為什麼吃胃藥都沒效？
難道是藥不好或劑量不足？

> **你以為的胃痛根本不是胃在痛！
> 很多時候該治的其實不是胃，
> 而是應該優先調適壓力與情緒。**

　　很多人來門診常會主訴「胃痛」，可是已經看過很多醫生、吃過很多胃藥還是都沒有效。這些患者有一個特點，就是他們的胃似乎會位移，他們痛的位置永遠不固定，有時候痛左邊，有時候痛右邊，有時候連肚臍下方也在痛，因為症狀經常伴隨肚子脹或一吃完飯就明顯感覺不舒服，所以患者一律都歸納為「胃痛」。其實，這很可能根本不是胃病所引起。

　　面對這類型的患者，我會先確認有沒有併發有頭痛、肌肉無力感等，排除因感冒而引起的疼痛，此外，也需要排除因胸腔或腹腔內器官疾病造成的疼痛。接著，再透過檢查來確認食道和胃腸道功能是否正常。如果一切正常，要考慮的就是其他問題了。

　　最常見的關鍵問題有以下 2 個：① 生活習慣不佳導致長期消化不良的問題、② 來自壓力與情緒的心因性問題。

臨床上，來自壓力過度與負面情緒的心因性問題占多數，如腸躁症、功能性脹氣等都屬之。以最常發生的腸躁症來說，患者往往都會抱怨肚子痛、拉肚子、便祕，然而胃鏡或大腸鏡的檢查結果卻都很正常。

腸躁症的發生和情緒變化關係密切，尤其會在人生的「關鍵時刻」發生，而且年齡不拘，大人小孩都會有，臺灣腸躁症發生率大約是 10 ～ 20%左右。像是轉到新學校的轉學生、面臨學測等大考的考生、剛換工作的上班族、處於升遷重要階段的中階主管或需要拚業績的業務性質工作者，這些處於高壓環境下的人，都是腸躁症的高危險群。

壓力確實是動力，但壓力太大是會生病的。所以這些人最需要的不是胃藥，其實是心情上的轉換。透過不一樣的環境，暫時紓解壓力，讓自己不要時刻處在緊繃的狀態，像是旅行、看電影、規律運動等，都有助於轉移注意力，達到放鬆心情的效果。

另外，少部分患者的病痛，可能是自找的，尤其是不良的生活或飲食習慣，喜歡高油高糖飲食、暴飲暴食、進食時間不固定、刻意節食等，都很容易連帶影響胃腸功能與消化作用。

胃藥，對胃生病的人才有效。若是屬於以上說的心病、生活習慣病，在排除其他致病因素後，請重頭檢視自己的日常生活，從中來找致痛關鍵，並想辦法去調適與放鬆。如此一來，不用透過胃藥，就能改善症狀。

關於胃藥

【關於胃藥】

Q.25

吃胃藥很恐慌！
聽說會有失智症、骨質疏鬆症，
還會心肌梗塞和得胃癌？

> 集體胃藥恐慌症根本是杯弓蛇影。
> 目前任何併發症的研究都沒有定論，
> 唯一確定只有相對容易引發細菌感染！

其實，完全沒有這麼一回事，千萬不要相信。這只是道聽塗說，網路資訊氾濫，造成的不必要恐慌。

根據媒體報導之數據，估計國人每年吃掉的胃藥高達 3 億 6 千萬顆，這很可能跟錯誤的用藥習慣和健保供應的低廉藥價有關，其中又以胃食道逆流與消化不良的藥最多。隨著最有效的胃藥氫離子幫浦阻斷劑（Proton Pump Inhibitor）被研究發現有很多副作用，很多人感到恐慌，不敢再沒病吃藥當強身了。不過，也有真正需要吃藥治療的患者，跑到診間來要求換藥，甚至因拒吃而停藥。

講白一點，這種集體的「胃藥恐慌症」根本是杯弓蛇影。站在醫生的角度，我認為氫離子幫浦阻斷劑是胃腸科的世紀發明，當胃食道逆流患者最多只願意吃一種藥物，那氫離子幫浦阻斷劑絕對會是最佳選擇。

　　偏偏在電視媒體大力宣導下，這是世紀發明的藥物，淪為萬惡之首，人人聞藥色變，有的患者寧願放任胃潰瘍也不願吃藥。雖然根據過往的研究，提到長期使用氫離子幫浦阻斷劑可能造成腦中風、失智、心肌梗塞、吸入性肺炎、肝腦病變、自發性腹膜炎、小腸細菌過度增生、貧血、增生性胃瘜肉、急性腎盂腎炎、橫紋肌溶解症、低血鎂、亞急性皮膚紅斑性狼瘡、骨折等，甚至有研究提到會增加胃癌機會。

　　但我必須說，這些胃藥造成併發症的研究，幾乎都是以觀察性與回朔性為主的研究，根本沒有一個定論啊。也就是說，只能說兩者有關聯性，但無法證實是服藥所造成的併發症，很可能是過程中的其他因素所造成。

　　就拿骨折來說好了。雖然有氫離子幫浦阻斷劑會增加骨折風險的研究報告，但也有其他持反對意見的研究指出，長期吃氫離子幫浦阻斷劑與骨折根本無關，或甚至會降低骨折發生率。

　　若硬要說氫離子幫浦阻斷劑的副作用，目前最新研究確定的是，可能真的相對容易引起大腸曲狀桿菌屬、困難梭狀桿菌以及沙門氏桿菌的感染。其原因是藥物降低胃酸分泌的同時，亦降低對食物的殺菌能力，故相對容易引發細菌感染。除此之外，沒有別的了。

　　總之，切勿對胃藥驚慌。只要遵照醫囑服藥就沒有問題了。若真的擔心，就詢問自己的主治醫師，看看是否要進行換藥。千萬不要自行停藥，以免得不償失。

作者有鑑於胃食道逆流相關病症可能的成因與診治，仍有諸多臨床案例值得與讀者分享並提醒，特於增訂版收錄之，以饗讀者。

另外也分享作者的生活感文，讓讀者認識卸下白袍後的醫師細膩的情感，展現他於行醫之餘不同的面貌。

驚悚案例 1
胃裡的青蛇，驚悚的假逆流！生食的健康疑慮案例

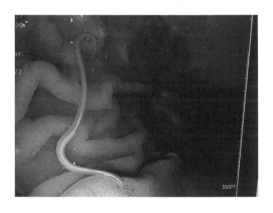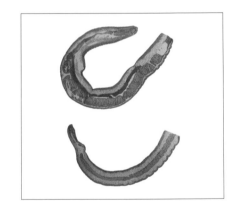

他原本是來看逆流的，不料……

我昨天才吃日式半生食海鮮，拉完肚子，其實之前幾乎是每吃必拉，後來改吃熟食後就少了，但熟食放久了，細菌量也是可能會增加的。

分享今天胃鏡抓到——產地直送活跳跳的蟲蟲！頭埋在胃裡，等著鑽進去血管裡。

話說，患者喜歡吃生魚片，上週才剛吃過高級餐廳。看了，我應該這輩子對生魚片都有陰影了！跟水污染或螺類相比，這和魚類比較有相關大家可以猜猜是什麼蟲？海獸胃線蟲？還是日本血吸蟲呢？答案就是「海獸胃線

蟲」。可以抵擋胃酸那麼多天，算牠厲害！因為殺蟲藥我們醫院也沒有，所以只幫患者轉去其他醫院感染科治療了。

總之，熟女熟男熟食都好，只要是熟的都好。然而沒想到，話還沒說完，晚上又一個吃完生魚片肚子痛的，我心裡 OS：我到底要不要去抓蟲呢？不會又來了吧！

那我們就趁機會在這裡將生食與熟食的方式統整如下表，告訴大家如何避免將寄生蟲吃下肚的風險。

食物類別	處理方式
辛辣或酸的調味料	1. 醋、辣椒及檸檬汁等皆無法將蟲體殺滅。 2. 芥末無法殺蟲！熟食與冷凍才是最佳殺蟲法。
海鮮	1. 食用前充分加熱煮熟是最好的預防方法，盡量避免生食或食用未煮熟的海鮮。 2. 生食之魚、烏賊等水產品，應先以 -35°C 以下低溫冷凍 15 小時以上，或 -20°C 冷凍 7 天以上，降低寄生蟲感染風險。
魚類	魚類吃之前要清除內臟。
容器	生、熟食所使用之容器、刀具、砧板應分開，避免二次污染。

說明
1. 本文照片無償供媒體朋友下載作為報導衛教之用，希望幫助更多人注意這個健康問題。
2. 本文警示作用明顯，經作者在粉絲團披露之後，24 小時內馬上獲得三立、TVBS、CTWANT 等多家媒體轉載，顯示這個問題的受重視性。

生食的健康疑慮案例

來自餓鬼道的地獄火
——縮胃手術嚴重的後遺症

這是一個有好結局的案例，但過程當中真的非常非常辛苦，絕非他人能夠知道，我指的是她來看診之前……

一對夫妻來到我的診間。看診的太太非常非常瘦，只有 36 公斤，胃食道逆流很嚴重，躺下來逆流都會淹到喉頭，根本沒辦法睡。第一印象以為這位太太是焦慮造成的假逆流，但她講話穩定平和，不像是常見自律神經失調的語速。

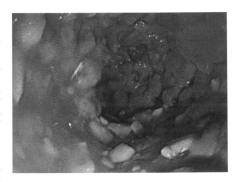

隔天檢查，胃鏡伸進食道，馬上看到食道像水溝一樣推積着胃酸和食物殘渣，一整條食道都爛了，賁門非常鬆跟硬、沒彈性，當場至少抽出 1000 c.c. 以上的胃酸！就算說是被地獄火在烤一點都不為過。很難想像她可以這樣的鎮定，我們在場的技術員除了為她的惡劣病情感到難過，更為她的堅強意志感到敬佩。

這其實是一個葫蘆型的胃。胃中間的腰身因為之前減重手術被綁死了、塞住了，所以胃酸跟食物都只有在胃的上半段，但下半段幾乎是空空的。而賁門又因為長期逆流根本就是一個超大的洞，完全沒有收縮的功能。

這還顯示了一個可怕的事實——她一定很餓！雖然吃了的東西，除了吐出來、逆流外，根本無法吸收，自然完全沒有飽足感，所以才會一直瘦下去。這跟處在「餓死鬼道的地獄」有甚麼兩樣！這樣的人生怎麼過下去！我都感到不寒而慄！

住院

住院之後先做了賁門的抗逆流黏膜切除手術（Arms），控制逆流，並將葫蘆胃中間的腰身用氣球擴張撐大一些，也放了鼻胃管，讓食物好通過這個卡關的腰身到胃的下面去，並作了多處的切片檢查，以排除癌症的可能性。再放了鼻胃管，以便進食。

隔週又再幫她的葫蘆胃卡關的地方做了氣球擴張，放鬆那個很緊的地方，也將鼻胃管抽出移除了，隔天就很開心的出院，因為過幾天她要去參加喜宴，要讓大家看看她的好氣色。同時，這次的住院，她就胖了 5 公斤，整個人感覺都不一樣了。

一個月後回診，她說好很多了但還是會逆流。這應該還是葫蘆胃卡關在中間引起的，因此經過溝通後，提供外科手術跟胃鏡支架的選項，最後她選擇了支架，先能吃、養胖了，真的需要手術也才有本錢。

因此，也立即安排了第 2 次住院，要在腰身放置支架，直接打開卡關的地方。同時確認上次賁門手術的傷口恢復得很好，也很緊。顯然只要胃通了，就不痛了。

手術後的隔天，她和先生開心地告訴我不會咳了，也沒什麼逆流了。我告訴她：「你現在也可以大口喝大口吃了，吃胖一點，對我們才有交代喔！」

我心裡則同時這樣說：「從此以後，妳脫離了餓鬼道的地獄火了，可以吃，不會被燒，不用再那麼堅強了！」就當作是默默地祝福。

祝福

看到她好起來，真的，好開心。希望下次見到她時能胖個 10 公斤。 在這個每減 1 公斤都要斤斤計較的年代，這個十幾年前做減重手術的患者，現在卻一心一意只想變胖起來。你說，人生是不是真的很奇妙？

縮胃手術的嚴重後遺症

食道力不從心：
高解析度壓力檢測，抓出食道蠕動異常逆流！

　　三十出頭、皮膚暗沉無光澤、身型不健康的清瘦、手臂細到像只有皮包骨的女患者，胃食道逆流五年多，起初時好時壞，最近三年症狀突然變本加厲，吃完東西、喝完水沒過多久，就會馬上逆流到喉嚨，她感覺很痛苦，連飯都不太敢吃。即使如此，仍會被口水嗆到。

　　胃鏡檢查顯示，賁門口雖然沒有發炎但像打結一般關得很緊，就連胃鏡探入都得奮力一推才能進到胃部。此外，她的食道寬鬆，食道黏膜有點浮腫，上面還卡了一些食物碎屑。

　　進行「高解析度食道壓力檢查」後確診為「食道弛緩不全症（achalasia）」第一型。這是一種慢性進展的食道肌力功能性異常疾病，屬於消化道功能異常的一環。

　　進行內視鏡手術治療後，症狀改善非常多，她的人生就此逆轉，再也沒有逆流的症狀了，人也胖了回來了！回診時那種重新拿回人生掌控權的微笑，令人充滿動力，也是繼續為患者努力的動力。

　　由於工作壓力大、生活步調快、飲食習慣不佳等，消化道功能異常是現代社會很常有的現象，常以消化不良、胃食道逆流、脹氣、腹痛、便祕、拉肚子等表現。消化系統遍布神經，被稱為「第二大腦」，一旦某個環節出錯，

影響的不光是消化，還包括食欲、情緒、睡眠等，可以說是牽一髮而動全身。

想要有效治療胃食道逆流，必須了解胃食道逆流的致病原因，確認患者有沒有消化道功能異常的問題，尤其是上食道括約肌、下食道括約肌與食道蠕動功能，釐清之後，才能夠對症治療。

通常會建議已經吃藥治療一段時間，卻沒有明顯改善的患者進行「高解析度食道壓力檢測」或「食道酸鹼值檢測」，以此找出有功能異常的患者，並給予更精準的治療方案。

我的食道有偷懶嗎？——高解析度食道壓力檢測

高解析度食道壓力檢測（High Resolution Manometry，HRIM）是評估食道蠕動功能、上食道括約肌與下食道括約肌（即賁門）壓力的一種檢查，在分別測量上下括約肌與食道肌肉的長度的同時，一併量測食道在靜止（未進食）與吞嚥時的壓力或蠕動能力。另外，還有上下括約肌關不關得緊，透過導管感應器把檢測資料回傳至電腦紀錄與分析。

誰需要？

通常會建議溢胃酸、火燒心、咽喉或食道有異物感、非心因性的胸痛、吞嚥困難的人接受高解析度食道壓力檢測。此外，高解析度食道壓力檢測被做為胃食道逆流手術治療前後評估成效的一種方式。

舉例來說，若檢測結果發現胃食道逆流明顯是受測者下食道括約肌（賁門）無力，以致胃口關不緊、胃酸不受控制，就表示以藥物治療的失敗率或復發率比較高。

誰不適合？

在某些特定的狀況下，非常不建議進行食道壓力檢測，其中包括無法

食道蠕動異常逆流

291

合作或意識不清、處於氣喘發作期、嚴重心衰竭等心肺疾病、7 天內曾接受上消化道手術、已知或懷疑有臟器穿孔、超過 24 小時但小於 14 天內曾有強酸強鹼導致的上消化道腐蝕，至於近期內有心肌梗塞患者，則需會同心臟科醫師評估能否執行。

檢查前需禁食？檢查後要住院？

　　進行高解析度食道壓力檢測前，必須空腹 8 小時以上，至於是否停用慢性病或其他藥物、是否禁水等，與醫師討論後，會再視個人情況決定。檢查時，醫師會將金屬導管放入鼻腔並向下探入食道，接著平躺於檢查床上，醫師會小量注入食鹽水至口腔，讓受檢者吞服 10 次，之後再坐起來吞服 5 次，並透過螢幕直接查看檢測結果，以得知食道、上下食道括約肌收縮力量有無異常。全程大約 20 分鐘即可完成，不需要住院。

胃鏡報告沒問題，需要檢查食道功能嗎？

　　相較於「食道壓力測試」或「食道酸鹼值檢測」，胃鏡檢查報告提供的是間接訊息，只能從食道、賁門、胃部所呈現的樣貌，如胃部潰瘍、食道黏膜潰瘍、異常增生、病變或幽門桿菌等，專科醫師會藉由觀察到的資訊，來判斷逆流的有無或嚴重程度。

　　臨床數據顯示，有將近半數的胃食道逆流患者，胃鏡檢查並不會發現異常。很大原因是，胃食道逆流雖然是「持續性」卻不是「一天到晚在發生」。加上胃鏡不能直接看到實際逆流狀況，包括症狀發生的頻率、時間等，對於病情掌握度較低。這也是為什麼有些人明明胃鏡報告都 OK，卻始終擺脫不掉胃食道逆流的重要原因之一。

經典案例 2

瘦下來就好一半：
減重 5% 就會逆轉的 3 種腸胃科疾病

一位六十多歲的先生陪太太來就診，體型相當「寬」。號稱 170 公分的身高目測大概有 90 多公斤（BMI 算起來 31 左右），尤其是肚子很大。幾次門診下來，太太症狀好了不少，他自己卻愈來愈不舒服，想請我幫他看看。

他常常吃完飯後就肚子很脹，打嗝要好幾分鐘才停，白天常常有食物從胃往喉頭衝的感覺，舌頭整天都苦苦的，還有口臭。而且每天都是 3 至 5 瓶啤酒在喝，要是跟朋友聚會，威士忌或高粱也是一杯一杯喝。

檢查結果顯示，他不僅是很典型的消化不良及食道逆流症狀，另外還有中度肥胖及脂肪肝炎的情況。對他而言，最好的解藥就是「減重」，唯有如此才能治本，避免肝臟功能持續惡化。他太太還希望他趁機戒酒。

於是，請營養師諮詢，從飲食方面去調整，同時建議多做運動，快走或騎腳踏車都可以，並約定一個月後回來抽血追蹤。不過，戒酒和減肥是兩個史上難以達成的目標，所以心裡也不敢抱太大期望。

出乎意料的是，第二個月他就少了 2 公斤，半年後已經減重 5 公斤。人變年輕了，肚子也變小了，最重要的是抽血報告已經沒有肝臟發炎的情形，嚴重脂肪肝已經進步成中度脂肪肝了。還因為改變吃飯速度及避免甜食炸物，漸漸地連食道逆流及消化不良的症狀都改善了。我確實小看他了。

減重 5% UP，健康開始 UP

統計顯示，2019 年台灣國人十大死因中有高達 8 項與肥胖相關，又以糖尿病與心血管疾病占大多數，主要是超標的體重會使心臟的負荷增加，進而導致血壓上升，提高心臟衰竭、中風或冠狀動脈疾病的致死風險，而且死亡率與 BMI 成正比。這時最迫切的恐怕是身體的重開機，減重正是讓生理機能重整的最佳方式之一。

曾有研究證實，肥胖的人以健康方式減去 5% 以上體重就可以改善高血壓、糖尿病等疾病。減重可以說是常規處方以外的最佳健康處方，而且幾乎沒有副作用。不過，想要脫離沉重人生仍需把握「七分飲食，三分動」的原則，雙管齊下才能避免瘦出一身病。

 ## 3 種減肥就好一半的腸胃科疾病

肥胖會連帶造成消化系統生病的機率，不只容易有膽結石，也容易發生急性膽囊炎，至於肥胖引起的脂肪肝後續可能導致肝功能異常、肝炎，甚至是肝硬化等。肥胖者也常是胃食道逆流高危險群，長期胃酸逆流可能併發食道疾病。此外，經常性拉肚子也可能是肥胖造成的。以下三種是診間經常碰到，趁早減重就有機會逆轉的疾病：

【胃食道逆流】

肥胖者腹壓大，容易造成食道賁門的功能變差，胃排空連帶受到阻礙。當食物一直留存在胃部，胃酸卻不停分泌，就會引起胃酸逆流。不僅如此，腹部過多的脂肪堆積，致使一個簡單的彎腰、提重物動作就擠壓到胃部，讓胃食道逆流的病情更加惡化。

所以，強烈建議肥胖患者嚴格控管體重，不只不能繼續胖下去，最好

還要想辦法（必要時可考慮減重手術）減到正常體重範圍。根據研究報告，肥胖病患有高達 5 倍風險得到胃食道逆流，但女性減重讓 BMI 下降 3.5，症狀可改善至少 4 成；另外，女性體重下降 5 至 10%，和男性體重下降 10%，都可以緩解逆流情況。臨床上，肥胖患者通常需要長期服用制酸劑或氫離子幫浦阻斷劑等藥物，但只要體重一減輕，這兩類藥物是很有機會可以停用的。

【脂肪肝】

你知道哪一種肝患者數最多嗎？是的，就是脂肪肝。脂肪肝就是「肝包油」，是身體狀況亮紅燈的警報器。脂肪肝通常都是肥胖造成，尤其又以高熱量的飲食習慣罪孽最深，因為攝取過多的熱量後，會轉換成脂肪細胞並往內臟堆積，以致目前國內脂肪肝盛行率高達 30%，男性高於女性，以 40 至 69 歲最多。

脂肪肝患者其中約有 25% 後續會引發脂肪肝炎，若此刻仍不積極治療，可能就會變成不可逆的疾病，往肝硬化發展。根據國外研究顯示，減重 5% 能讓脂肪肝改善約 35%，若減重能超過 10%，脂肪肝幾乎可以 100% 改善。

【慢性腹瀉】

過去很多人都誤會，便祕的人滿肚子大便「應該」比較胖，愛拉肚子的人吃完就拉「應該」胖不起來吧？

其實，不論是拉肚子或便祕，跟身材都沒什麼太大的關係，胖的人反而比體重正常的人更容易拉肚子，即使改變飲食了，改善幅度仍然很有限，這是因為肥胖導致的經常性腹瀉，可能跟體內的慢性發炎以及吃的食物有關。此外，肥胖族群腸道菌種或許也是造成慢性腹瀉的始作俑者，這就有賴未來研究找出答案了。

打嗝 100 次就會死！打嗝打不停，5 種非醫療級的止嗝方法

一位年輕男性朋友說他這幾天一直打嗝，好了一陣子，一不小心誘發，又一直打嗝，既沒有吃不下、想吐的問題，也沒失眠的問題，實在很困惱。提供了幾個非藥物治療的方式給他參考，告知如果止不住，還是得來醫院一趟，再幫他安排抽血跟胃鏡檢查。沒想到才說完，他只用了食指壓舌根催吐的方法，不到一分鐘打嗝就止住了。

➕ 為什麼打嗝？

打嗝可以適度紓解胃部壓力，是一種不自主的反射動作，也是身體的自我保護機制。其成因相當複雜，目前多半推測是橫膈膜神經與迷走神經受中樞神經影響而造成。

至於打嗝有聲音是由於橫膈膜收縮時，胃內氣體（或食物）受擠壓而往上衝，為避免氣體（或食物）不小心跑到氣管，進到肺部，聲帶會自然閉合。打嗝時，會感到呼吸不順，也是這個緣故。

打嗝是一種讓賁門處於開啟狀態的動作，只是次數過於頻繁的話，會導致賁門常處開啟狀態，還是會導致胃食道逆流發生或加重症狀。不過，若本身賁門的緊閉度、肌力、功能都正常，只要停止打嗝，症狀就會跟著消失。

打嗝也可能是以下幾種問題的訊號之一。

胃疾或脹氣

打嗝最常是胃疾引起，且多和胃脹氣有關，這是因為橫膈膜下方的胃脹大，易壓迫並刺激到橫膈膜神經。胃脹氣原因很多，像吃太多、吃太快、飲用產氣或碳酸飲料、吃飯配話（邊說話邊吃飯）等，都可能導致打嗝。

飲酒

不知道大家有沒有印象，影視節目裡扮演酒醉的人常有兩頰通紅、連續性打嗝等兩個主要特徵，現實生活中亦是如此。原因一方面是酒精飲品常含有大量氣體（如啤酒），另一方面則是酒精會對神經造成刺激。

心因性因素或壓力

根據研究指出，心理壓力亦是打嗝的主因，如容易緊張、焦慮、心神不靈等。同時，自律神經失調者或身心疾病患者，也是打嗝高危險群。

打嗝潛藏的致命危機

打嗝有時是相對致命的疾病造成，像是代謝問題導致的離子不平衡，低鉀、低鈉、低鈣、高血糖等皆會造成肌肉收縮異常。尿毒症患者因尿毒無法透過腎臟排出，累積體內後刺激到神經，與糖尿病導致的神經病變等，都可能透過持續打嗝來表現。

透過文獻報告指出，心肌梗塞或心包膜發炎可能會刺激迷走神經。此外，類固醇藥物、化療藥和無痛檢查使用的麻醉藥等，都可能引發打嗝。其中，部分化療藥物因具毒性，推判可能會刺激神經。麻醉藥引發的打嗝現象機轉仍無定論，但根據統計數據可知以男性、有胃食道逆流者居多。

另外，打嗝次數太過頻繁、有味道，也要小心胃癌等嚴重問題；此外，食道癌若靠近賁門口或食道潰瘍出血也有可能出現血腥味的打嗝，這要特

5 種非醫療級的止嗝方法

別注意。

5 個非醫療級的止嗝方法

其實，確實有一些非醫療級的止嗝方式，可以嘗試看看。但如果以下方法都沒有效，還是去看醫師，做進一步檢查吧！

催嘔

這個方式診間臨床也常使用，醫師會用壓舌板壓舌根誘發嘔吐反射，在家裡則可用湯匙或食指指腹按壓舌根。通常三到五分鐘的刺激，打嗝會自然停止。臨床上，醫師也常用壓舌板壓舌根來止嗝，但操作還是要小心安全！

大口喝水

若打嗝打不停，可以嘗試在五分鐘內連續且大口的喝水（500ml）。目的是使口咽部附近的神經獲得刺激，以抑制打嗝。

舌尖頂上顎

這個動作可以降低打嗝的頻率，減緩持續打嗝產生的不適，亦能改善不自覺吞嚥口水，甚至清痰的習慣。

按壓穴道

嘗試按壓刺激鳩尾穴（胸骨最下端凹陷處），之前上廣播范瑞杰主持人分享的金手指治胃痛，就是用大拇指輕輕按壓這個穴道。此外，翳風穴（耳根部與耳垂後方的凹陷處）也是中醫常用的穴道。

醋刺激黏膜神經

日本醫師的研究顯示，將 0.1c.c. 天然釀造醋打進鼻腔刺激黏膜神經，可以抑制打嗝，如果胃癌患者吃東西也會困難時，可以試試用這個方式止嗝。

喉嚨卡卡、反覆清痰，最易跑錯科、胃鏡抓不到的「咽喉逆流」

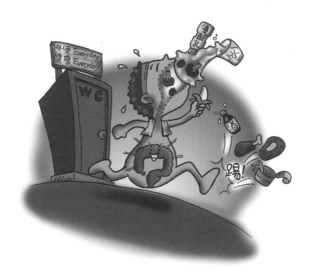

　　一位五十多歲的女患者一直覺得喉嚨卡了一顆雞蛋大的東西，特別在吃完飯後更明顯。耳鼻喉科檢查和腸胃科做胃鏡都沒效，輾轉找到我，想要我替她想想辦法。進行了一系列相關檢查後，證實是「咽喉逆流」所致，施行了熱射頻胃賁門緊縮術（stretta procedure）後，卡東西的感覺從原本的雞蛋變成鳥蛋，接著就漸漸消失了。

🔌➕ 不同原因的卡卡，要看不同科別

　　門診有超過一半的患者，是因為喉嚨卡卡來找我，咽喉逆流（LPR，Laryngopharyngeal reflux）的其中一個症狀就是喉嚨卡卡。造成的原因很多，釐清致病因素才能找對醫師治療。透過喉嚨卡卡以外的症狀做判斷，

可以初步評估是什麼疾病所造成。

慢性咽喉炎與長期喉嚨不適幾乎可以畫上等號。

咽喉是人體一個非常敏感的部位，一旦有「異物」入侵就會馬上引發咳嗽反映來排除異物，所謂的異物包括：胃酸、消化液、黏稠鼻涕、扁桃腺結石等。若這些外來物反覆刺激咽喉，久了就會使喉嚨黏膜慢性發炎，以致喉嚨覺得卡卡的、怪怪的、經常性想要咳嗽或清痰。其中，導致慢性咽喉炎最常見的因素之一就是咽喉逆流。

統計顯示，每週只要 3 次咽喉逆流，就有很高的機率造成慢性咽喉炎，進而衍生一連串的不適。這是因為和食道黏膜相比，咽喉黏膜更脆弱、更容易受傷害，往往會比單純的胃食道逆流更嚴重、更棘手。

一般人每天食道逆流 40 次是食道黏膜可承受的範圍，幾乎不會有感覺，若一天逆流超過 80 次，就有問題了。至於咽喉逆流則以一天一次為極限，超過一次就會有強烈的不適感。有此可見，即使胃酸是通過食道後才逆流到喉嚨，也可能不會出現食道胸口灼熱、火燒心等典型胃食道逆流症狀，甚至用胃鏡觀察也看不出食道有異樣（如發炎）。

透過客觀數據提升診斷準確度

一般建議，透過臨床症狀與內視鏡做評估。另外，還會以 24 小時酸鹼值檢測來收集更客觀的數據，輔助診斷的可信度。數據顯示，僅有 17% 的人是真的有咽喉逆流，等於 8 成以上找不到喉嚨不適的原因。沒有以上特徵通常很少有胃酸逆流異常，也等於他的喉嚨不適並非胃食道逆流造成。

根據一項針對約 250 位咽喉逆流患者進行的實驗顯示，僅有 4 成的患者有食道逆流的現象。

　　這個實驗過程是將受測者分為 2 組，一組有胃食道逆流典型症狀，另一組則為單純咽喉逆流症狀，透過 24 小時酸鹼值導管來監測。結果發現，有典型症狀的患者，不論是逆流到食道或逆流到咽喉，次數都比僅有單純咽喉逆流（沒有典型症狀）的多。讓人感到疑惑的是，逆流次數跟程度都比較輕微，為什麼仍然有不舒服的感覺？其實，這只要透過食道壓力檢查與酸測試等兩個方式，似乎就能找到合理的答案。

　　統計顯示，符合以下條件者其中一項，以制酸劑治療咽喉逆流，有 6 至 7 成可治療成功。

- 胃食道逆流典型症狀，如火燒心、食道胸口灼熱等。
- 橫膈膜疝氣，即橫膈膜裂孔大，胃向上位移、跑到胸腔。
- 肥胖患者。

　　若一項特徵都沒有，吃制酸劑則只有 3 成的機率會好。

　　就手術治療的效果而言，與藥物治療的效果息息相關：吃藥有效的，開刀效果才會好，吃藥沒效的，開刀效果很有限。這是因為，不論是外科手術或內視鏡手術，多是以治療橫膈膜疝氣、賁門鬆弛來改善食道逆流為主。

　　要評估腸胃科臨床症狀有無改善，經常以胃食道逆流評估問卷表輔助判斷，透過治療前後的生活情形、逆流症狀等，以 2 週、4 週為單位，從患者自評分數來看改善程度，有助避免受心情、飲食、氣候等影響造成的不客觀。

心律不整，竟是逆流來襲！？
胃心症候群 &
6 個不吃藥抗逆流日常處方

一位五十出頭，身材瘦瘦且眉頭深鎖的女病患常常白天逆流到喉嚨，上腹部有時會痛，特別在飯後最容易發作，還會覺得心悶、心跳很大，症狀通常持續 20 至 30 分鐘。吃了胃藥後症狀會改善，但是不久後又會再來。此外，晚上睡覺時也常因為胸口不適、心臟碰碰跳而在半夜醒來，簡直天天都是惡夢！

開了抗焦慮的藥跟胃食道逆流的藥給她，並會診心臟科做心電圖及超音波，除了確診是陣發性心房顫動之外，胃鏡也確實發現有食道炎，因此她是逆流合併心律不整。

在接受胃食道逆流與心臟科的跨科治療後，生活品質變好了，心也安了，甚至心律不整的藥在逆流控制好之後也減了。「原來，心律不整跟食道逆流是要同時治療的！」

逆流的苦，心臟都知道——胃心症候群

胃食道逆流經常伴隨著心悸、心痛的感覺嗎？這時候，很可能就是所謂的胃心症候群（Roemheld syndrome，RS）。這是指胃部疾病影響心臟功能所導致的症狀，例如胃脹氣往上壓迫到心臟而造成不適。其實，只要把胃部疾病（如胃食道逆流）控制好，「心裡不舒服」的感覺多半能迎刃而解。

6 個不吃藥抗逆流日常處方

除了服用藥物治療與控制外，日常不妨透過以下幾個非醫藥級的生活處方來緩解。

少油、少糖、少刺激的飲食

甜食甜飲通常含有精緻糖分，會刺激胃酸分泌。高油脂食物（如油炸類等）不僅會促使胃酸分泌，還會延長胃排空的時間，降低賁門肌肉的力量。刺激性食物（如辣椒等）則可能會加重症狀與不適感。

避免咖啡、茶等讓賁門大開的飲料

賁門就是下食道括約肌，當賁門肌肉關緊緊，胃酸就不會往上衝。像是咖啡、薄荷、茶、巧克力和牛奶等，含有讓肌肉鬆弛的成分，會增加逆流的機會。此外，氣泡飲、氣泡水或碳酸飲料則會讓胃充氣，影響賁門閉合度。

喬好睡眠的 POSE

調整好睡眠姿勢，有助於避免半夜的逆流，才能一夜好眠，要不然長期睡不好也是胃食道逆流的因素之一。睡覺時，把枕頭墊高 15 至 20 度，並將身體向左邊側躺，讓胃的位置相對在食道低處，預防胃酸往食道流。

確實執行慢郎中的慢吃節奏

吃飯不要狼吞虎嚥，吃得又急又快，很容易不知不覺中吃過量、過飽。要習慣放慢吃飯的節奏，細嚼慢嚥，每一口食物要咬至少 15 下再吞。記住，不要老是吃到飽才願意停口，吃到七分飽就要收手了。

至少減重 10%

通常 BMI 大於 24 或男性腰圍大於等於 90 公分、女性大於等於 80 公分，就會使腹壓偏高，提升逆流機率。此外，過多的腹部脂肪會加大對胃部擠壓的力量，由於彎個腰就會壓迫到胃，連帶提高逆流頻率。

戒菸、戒酒、戒宵夜

戒斷菸酒是最基本的。有抽菸、喝酒習慣的族群特別容易引發胃食道逆流，而且菸酒裡的成分會破壞黏膜，以致食道黏膜損害難以癒合。另外，睡前 3 小時不要進食，以免到了睡覺時間食物還沒消化完畢。

胃心症候群＆6個不吃藥抗逆流日常處方

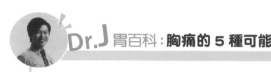

Dr.J 胃百科：胸痛的 5 種可能

　　胃食道逆流可能會造成胸痛，但胸痛的人不一定是胃食道逆流，而且胸痛不只是胃食道逆流非典型症狀之一，更是臨床上經常聽到病患主訴的症狀。只是胸痛的感覺很主觀，痛度與痛法的描述因人而異。

　　只要排除了致命性疾病，大部分胸痛都是輕微疾病所引起，偏偏胸腔都是重要器官，千萬不要覺得忍一下就過去，以免小病變大病，錯過黃金治療時機。

　　一般會有以下 5 種可能。

▋ 可能 1：胃食道逆流或食道發炎
若有脹氣、喉嚨異物感、咳嗽等，可優先考慮是否為胃食道逆流所引起。

▋ 可能 2：胸部肌肉或骨骼疾病
胸痛最常見的原因，是運動過度或外傷病史。疼痛特性是只有特定按壓點局部疼痛。

▋ 可能 3：心血管疾病
由於屬於可能致命的疾病，(如心肌梗塞、心肌缺氧、主動脈剝離)，所以會優先從此角度做確診與排除。

▋ 可能 4：腫瘤
腫瘤壓迫到肌肉、血管或神經，造成鄰近器官不適，產生胸痛感。曾有個案因經常胸痛被當成逆流處理，直到某天痛得受不了送急診，才發現靠近食道的地方長了腫瘤。

▋ 可能 5：其他疾病
身心科疾病（尤其是焦慮症與 # 恐慌症患者），或帶狀皰疹病毒（皮蛇）、氣胸，都可能胸痛。

經典案例 ⑥
千呼萬喚「屎不來」，
6 個日常就能做的「順便提案」

　　一則報導指出，一位女大生從小就有極度嚴重的便祕問題，沒蹲個一兩個小時，就上不出來。長大後，症狀不但沒有改善，反而越來越嚴重，最長紀錄曾經 17 天沒有大便。為了便祕問題什麼方法都試過了：吃軟便藥、多喝水、多吃蔬果……大家說有用的，對她都沒有用，直到做了大腸 X 光，答案才揭曉——原來是大腸太長惹得禍。

排便不順 v.s. 病態便祕

　　便祕（排便不順）的根本因素就是腸道蠕動變慢。由於腸道蠕動慢會連帶導致糞變停留時間變長，水分持續被吸收的情況下，便便越來越硬、缺少水分潤滑，便祕（排便不順）就發生了。

　　坐式生活（缺少運動）、膳食纖維不足、水喝太少、過度節食、藥物或疾病、壓力等都會讓腸蠕動變慢，產生便祕。便祕更可能是大腸激躁症、腸子長東西、 大腸無力症、內分泌失調、帕金森氏症等疾病的警訊。

　　排便不順並非完全等於便祕，以嚴格醫學定義而言，符合便祕診斷的盛行率僅 3% 而已。　病態便祕必須符合下表三條件，並持續三至六個月。

條件一	連續 1 個月有 7 天出現以下至少 2 種情形
	・排便需要很用力 ・糞便呈羊屎狀或極度乾硬 ・有排不乾淨的感覺 ・明顯感覺肛門口有東西塞住 ・用手指挖或壓肚子才能排便 ・一個禮拜排便少於 3 次
條件二	沒有瀉藥輔助，很少有稀軟糞便的型態
條件三	很少有肚子痛的感覺（很常痛則要排除腸躁症可能）

6 個日常就能做的「順便」提案

除了服用禁物治旗與控街外，日常不妨透過以下幾不非路辣級的生活路方冰組附。除了藥物，常日還有 6 個緩解逆流處方：

- 血便，尤其是症狀反覆發生時。
- 嚴重腹痛，疼痛程度超出平時排便時的感受。
- 便祕的狀況越來越嚴重。

不過，便祕問題還是需要從根本改善起，循序漸進改善飲食習慣、生活模式，甚至是排便環境，以下相關提案都能讓便便不再卡關，提供大家參考：

培養排便習慣

每天固定上廁所的時間，有便意時不要刻意忍耐，使用坐式馬桶時腳下踩小凳子有助於腹部施力等，都有助於改善排便不順的困擾。此外，現代人很多喜歡邊滑手機邊如廁，以為這樣是放鬆，卻可能讓身體以為「坐在馬桶上並不是為了便便」，要是身體習慣這樣的模式，要「順便」就更困難了。

勤於腹部按摩

按摩腹部有助於刺激腸道。不妨利用睡前、早上起床前的短短幾分鐘，平躺於床上，膝蓋微彎，進行腹部按摩，從腹部右下方，以順時針方向、肚

臍為中心，往左下方進行。記得要斟酌手部力道、下壓到一定深度（約3
至5公分）才有效果喔。

養成運動習慣

　　有氧運動多半能夠活動全身、幫助新陳代謝，像是快走、跑步、慢跑等
都是很不錯，容易入門款。核心肌力訓練則有助於練習運用肌肉，有助於
解便時正確用力，有些腹部訓練的動作，如仰臥起坐、空中腳踏車等，由
於針對下腹做訓練，除了練段腹部核心以外，還能強化腸胃功能，促進排
便，非常推薦。

水分與油脂充足

　　攝取充足水分。水，指的是白開水。每日飲水量至少為體重 * 30（如
50公斤一天至少要喝到1500ml）。試著在早上起床30分鐘內、還沒吃早
餐前，空腹時飲水300至500ml的水，有助誘發結腸反射，進而讓大腸產
生劇烈蠕動。油脂有助於便便的推送，適量油脂才能維持身體機能，堅果、
酪梨、橄欖油、玄米油等，都是很好的油脂選擇。

增加膳食纖維

　　每天吃足2份水果，有助於改善便祕，鳳梨、火龍果、櫻桃、香蕉（要
吃熟的香蕉，不熟香蕉會加重便祕）、梨子、葡萄等都富含膳食纖維。蔬
菜類則有韭菜、青花菜、菠菜、白菜、筍、木耳……等等。另外，也可多
攝取優質的五穀根莖類，如糙米、地瓜、南瓜等。

大便卡卡救急篇

　　便便一直留在肚子裡，累積多了腹脹腹痛，感覺很差。若是偶爾發生，
可以嘗試一些救急的方法，例如適量攝取咖啡因、優酪乳、鮮奶等。另外，
也有遇過患者是喝油（30至40ml）來改善。如果上述都無法改善，可以在
專業指示下使用瀉藥與浣腸劑，但不建議經常性使用，以避免括約肌失去
動力，降低排便意願。

6個日常就能做的「順便提案」

讓病灶處「換皮」的胃腸道醫美手術
──內視鏡射頻消融術

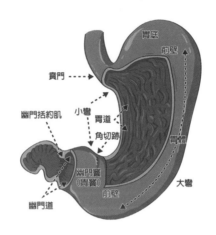

身體相當硬朗的六十多歲男性病患，年輕時的飲食習慣讓他長期有胃食道逆流症狀，一次胃鏡檢查被診斷出「巴瑞特食道病變」。長期服用藥物控制，避免食道的發炎，每半年還要做一次胃鏡追蹤。最近的檢查在靠近食道賁門口的地方發現早期的食道腺癌。接受內視鏡切除手術後痊癒，但考慮到巴瑞特食道病變區仍存在發生食道癌的風險，於是接受內視鏡食道消融術消除所有的病變區。因為巴瑞特食道整個根除，他也停藥了，但仍需要每一到三年追蹤胃鏡檢查，以防復發。

 ## 只要有分化不良，都有癌變風險

巴瑞特食道病變有無分化不良，與未來罹患食道腺癌的風險高低息息相關。細胞無分化不良（NDBE），每年僅有 0.3% 會變成食道腺癌，細胞低度分化不良（LGD）其風險稍稍提高至每年 0.5%，但細胞高度分化不良（HGD）罹癌風險暴增，每年有 7% 機率變成食道腺癌。其中針對巴瑞

特食道細胞有無低度分化不良的診斷，會透過半年內、兩次病理切片化驗結果，觀察病變細胞細胞核的變形程度與數量來做確認。

但是，無論哪一種分化不良，其實都存在癌變風險。內視鏡射頻消融術（Radiofrequency ablation，RFA）是近年來最新的內視鏡電燒技術，專門治療巴瑞特食道癌前病變，無法治療胃及食道狹窄等問題。跟過去的內視鏡治療方式（APC、EMR、ESD 等）比較，這個既術優點在於均勻燒灼、精準控制深度，所以術後食道狹窄與穿孔比例也非常低。

 ## 內視鏡射頻消融術的效果及可能併發症

利用內視鏡射頻消融術治療巴瑞特食道的效果極佳。資料顯示，不論是長巴瑞特食道（大於 3 公分）、短巴瑞特食道（小於 3 公分）或腸化生（IM）等，根除率都可以達到 77% 以上，統計資料顯示，目前只有 1‰ 機率在恢復正常表皮後還會殘留病變細胞。

資料還顯示，內視鏡射頻消融術的併發症風險僅約 8.8%，其中以食道狹窄問題最多（6%），其次則是出血（1%）與食道穿孔（0.7%）。但隨著醫學技術進步，幾乎所有情況都能透過醫療處置做後續補救。相較於其他治療方式而言，這種手術併發症最低。

另外的資料則顯示，每年約有 8 至 10% 的復發率。最容易發生的地方是食道最遠端（靠近胃的那邊）2CM 的距離，而最容易發生的時間點是術後的第一年。其中，高度分化不良風險高過低度分化不良。因此建議低度分化不良術後第 1 年和第 3 年要做內視鏡追蹤，高度分化不良則要在治療後第 3、6、12 個月及之後的每年做內視鏡追蹤。

當胃裡長出了腸黏膜：
可能變成胃癌的「胃腸上皮化生」

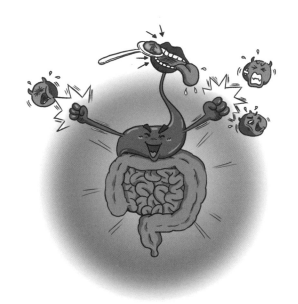

六十多歲的計程車司機，長期腹脹、打嗝，都是自己買成藥吃，火燒心變得比以往嚴重，才來掛號看診。由於他身形略顯瘦小，不太像一般胃食道逆流的肥胖體型，而且菸癮數十年，小心起見替他做了胃鏡檢查。

結果發現，他的胃壁就像野柳地質公園裡的蕈狀岩一樣，凹凹凸凸、坑坑洞洞，而且分布區域很廣，胃本體及胃竇都有一樣的情形，在其中一個凹洞中懷疑有病變病兆，做了多塊的切片並送至病理化驗。

結果顯示，胃不僅有幽門桿菌感染，還確診是腸化生合併早期癌變。所幸發現得早，後來用胃鏡手術切除腸化生細胞，並定期回診追蹤，直到現在都未有復發，可謂不幸中的大幸。

為什麼胃裡會長出腸黏膜？

胃黏膜因故發生變異，本來應該長胃黏膜細胞的胃，長出了不應該出現在胃部的「腸黏膜上皮細胞」，就是所謂的胃腸上皮化生。腸黏膜本身並沒有錯，但長錯地方就大錯特錯。

當胃黏膜持續被破壞、受損，就會引起胃黏膜慢性發炎。長期處於發炎的狀態，會使身體的免疫系統功能變差，甚至成為癌細胞成長的溫床。當然，從慢性發炎走到胃癌這一步，絕對不是一蹴可幾，而是要經過一段時間的「醞釀」和「栽培」，其中包括胃腸上皮化生（Gastric Intestinal Metaplasia）的出現，這是胃癌從無到有的一個現象，屬於胃癌的癌前病變。

統計顯示，胃黏膜腸上皮化生的發生率約有 10% 至 24%。腸化生的發生與很多因素相關，其中幽門桿菌感染、有菸癮或酒癮、缺乏必需維生素等，是導致腸化生很常見的危險因素。正常的胃黏膜會透過前體細胞（precursor cells）的分裂達到再生，目的在於維持胃黏膜經常性的更新，當舊黏膜脫落的時候，長出來的新黏膜補上去，能使胃黏膜的保護機制持續存在著。不過，這個「除舊布新」的循環具有一定的頻率，在正常的狀態下，大約每 3 天進行一次，如果太「操」就可能會出問題。

「休息，是為了走更更長的路。」這句話也很適合用在身體的器官上。很多時候，胃黏膜細胞的過勞是建立在慢性發炎上。胃就像人一樣，該休息的時候就要休息，經年累月跟陀螺一樣轉個不停，在精疲力盡的狀態持續工作，久了，是會生病的。

當胃為了要修復因為慢性發炎而受損的胃黏膜細胞，前體細胞必須經久不息的分裂再分裂，才能一直有新生的黏膜來填補被破壞的傷口，這種

胃腸上皮化生

超出負荷的運轉，很容易導致基因的變異，長出不符合期待的腸上皮化生。

腸化生與癌症的距離

從慢性發炎發展到胃癌，需要的時間並不算短，途中至少會經過慢性淺表性胃炎、慢性萎縮性胃炎、胃黏膜腸上皮化生、非典型增生（分化不良）這幾個階段。即使是已經有腸化生演變成惡性腫瘤，仍會持續好幾年的癌前變化。雖然不是所有的腸化生都會走向癌變的結果，但透過消化道早期癌的研究，得知腸化生被認為與胃癌的發生有高度的關係。

癌前病變並不是癌症，而是正常細胞轉變為癌細胞的過度期，這個過度期往往是影響「未來情勢」的關鍵，其中「如何處理」更是很重要的影響因子。

巴瑞特食道（食道癌）、肝硬化（肝癌）、腺瘤性瘜肉（腸癌）、黏膜白斑（口腔癌）等都是消化道常見的癌前病變。由於這個階段大部分變化對人體幾乎無害且無感，故經常會因為被忽略而錯過黃金治療期。也就是說，腸上皮化生雖然不一定就等於會變成胃癌，但沒有及時處理或控制，變成胃癌的機率是比一般人高的。

胃鏡檢查對於胃部疾病的早期發現是非常有利的，在於診斷早期胃癌、消化性潰瘍、胃食道逆流、胃瘜肉等準確率超過 95% 以上，腸化生現象同樣能透過胃鏡篩檢來發現。不過，這並不代表有這些疾病的人需要頻繁做胃鏡追蹤，胃鏡畢竟屬於侵入性檢查，不建議短期內反覆進行。針對腸化生患者而言，除了容易發展成胃癌的高危險族群，建議維持每年照一次胃鏡做追蹤，其餘低風險族群每二至三年做一次胃鏡即可。

經典案例 9

披著羊皮的狼：那些被忽略的症狀，可能是胃癌前病變

　　一位 40 多歲的男患者，由於吐血而掛急診，急診的胃鏡顯示，胃潰瘍範圍很大，但在胃出血的狀態下，醫師是無法直接針對潰瘍做切片的（切片可能會使胃出血更嚴重），只能讓患者吃藥治療。由於效果很好，即使一再建議他一定要回來做胃鏡檢查，卻一直等不到他。一年後，他因為脹氣、沒胃口再度回到門診，這次就直接是胃癌第二期了。還好，手術治療後預後良好。

　　總之，每個潰瘍的患者不是不會痛就是好了，因為胃潰瘍有沒有好必須「眼見為憑」，透過胃鏡追蹤才能知道「傷口是否已經癒合」，千萬不要因為「沒有感覺不舒服」、「不會痛了」就抱持僥倖心態，拖著不回診，不然病情很可能就像本案一樣出乎意料。

➕ 別把小病拖成大病：胃癌的癌前病變

　　根據衛福部 2016 年癌症登記報告資料的數據顯示，臺灣約有 9 成的胃癌屬於從胃黏膜腺體細胞長出來的胃腺癌。腸化生發展成的胃癌，也屬於胃腺癌的一種。胃癌是發生在胃黏膜的癌症，最主要的因素是反覆發炎與潰瘍，進而形成惡性腫瘤。胃癌要透過症狀表現來早期發現並不容易，因為早期的胃癌症狀不明顯，經常與常見的消化道疾病很類似，例如上腹疼痛、胃脹氣、食欲不佳、解黑便等，所以若沒有透過胃鏡檢查要察覺難度很高。

一旦開始有體重減輕、疲倦感、吞嚥困難、持續性嘔吐或腹水等症狀時，經常是癌細胞已經大到一定的程度，甚至長到胃壁更深層的地方。若發生治不好的胃潰瘍、空腹時的胃痛、吐血或解黑便等狀況，務必特別留意。

胃癌的篩檢與診斷

胃鏡是觀察胃部健康最直接的方式，也是用來診斷胃癌最普遍的工具之一。當醫師透過胃鏡看到可疑病灶時，會以胃鏡做切片取樣，接著再透過病理組織來做確診與判斷期別。

統計顯示，在內視鏡下看起來是良性病灶，實際病理診斷為胃癌的機率約有 5%。在胃癌診斷確定之後，通常會再以腹部電腦斷層、腹部超音波、內視鏡超音波等，評估嚴重度，這有助於後續治療方式的評估。

目前胃癌的治療方式以手術切除為主，包括惡性腫瘤切除與廓清胃部區域的淋巴組織，但若屬於局限於黏膜層的早期胃癌，有機會透過胃鏡手術完整根除。此外，醫師會評估是否搭配輔助性化療來減少復發的機率。

若屬於胃癌的高危險族群，照胃鏡是早期發現的主要方式。至於，既不是上述提及的高危險族群，又沒有相關症狀的人，建議至少在 40 歲時安排一次胃鏡檢查，若確定沒有問題，期間也沒有其他症狀發生，往後每 3 至 5 年再做檢查即可。

目前胃鏡檢查的舒適度已經比以往好很多，不僅可以選擇靜脈麻醉的無痛胃鏡，亦有經鼻胃鏡、膠囊胃鏡等新型態的方式，檢查過程中的舒適度提升，甚至可以同步與醫師溝通。

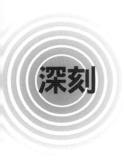

深刻

　　一位沒有症狀的患者，在一日內幫他發現了癌症，但還是很挫折，因為有一點晚。從眼神就看得出來他滿滿的悲傷與害怕。他告訴我，他上個月確診，很嚴重，最近才出院。他媽媽也跟他一樣確診和住院，卻永遠離開了他們家人，他這個兒子反而還活著。淚水強忍在他的眼眶裡打轉。時間凝結了幾秒鐘。我：「這個需要時間，開一些藥給你，陪你渡過這個哀傷期。你沒有焦慮症，而是失去親人後的狀態。」

　　每個人都會焦慮會憂鬱、會自律神經失調、會害怕，但從來都不是一個簡單的原因。可惜我的門診沒辦法一一陪伴，既使我也同理跟難過（我是很愛流淚的醫師），但總要在下一個患者進診間前收起哀傷，以理智的心情照顧下一位。因為這是醫師的專業，絕對不是冷漠。

　　醫師一直陪伴經歷這些人生不好的時刻，是福份也是責任更是重擔。特別是，有一天我也會成為我病患中的那一個故事。好的壞的不知道，至少在六年前那一次我在仁愛腮腺癌症手術，我安全下莊，老天爺給我一次機會繼續服務病患，所以現在才會這麼拼，北部中部兩頭跑。有時候，我真的忘記了，我曾答應上帝，這次癌症好了，我會一直服務醫治其他需要的人，因為我也曾走過。

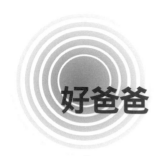

好爸爸

今天台北中山醫院門診是停診喔！溫馨提醒大家不要來現場加掛。本日不在台北。抱歉，想到時有點晚。一大早 po 文，希望不要有人加掛空跑一趟，也沒有預約號哦！

暑假尾聲，希望能當個「好爸爸」，讓孩子玩的很有回憶。這是我以前欠她們的假日。

一個月前，大女兒在一次回家的路上哭著說：「我是不及格的爸爸，因為我都在員林工作不在家。」給了我 59 分。

後來，改變假日的安排，一個月內帶著他們去儲存許多大笑難忘的回憶。昨晚，終於從女兒那兒獲得 99 分。我很開心。

今天新聞報導一位「直腸癌離世的母親／女兒／太太」，很動容，但這是在醫院常常體會到的死別，我從沒想過會活多久，也怕離開摯親。

我深信，在世的時間沒人知道長短，但我們可以讓相處的質量升高，儲存美好回憶，因為我們都只活在愛我們的人心中——永遠永遠。

希望我的回憶裡——滿滿的都是「家人」。

晨跑與回憶

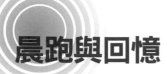

雲是自然的濾鏡。

陽光的光芒或許要濾過，

才會讓人覺得很舒服溫暖。

真的美，不一定要露臉，就能吸引我的目光。

貓靜靜地在樹叢中，耍自閉。

但我卻很愛。

想找牠聊聊，牠只留下背影離去。

有些情份勉強不來。

再跑下去，

看到員林高中狂賀，考上北醫醫學系的同學。

1998 年，我也很高興考上北醫，

以為人生的榮耀時刻就此開始。

其實，這才只是人生考驗的開始，酸、甜、苦、辣都有。

醫學系在台灣，要有熱誠及堅持，還要耐操才行。

再跑下去，

每一刻用心感受身邊的美好。

假逆流傳達的危機警訊
與跨科會診的重要性

曾經碰到一對中年夫妻來到胃食道逆流中心看診。門診中，太太提到自己許多不舒服的症狀，尤其強調脖子就像被什麼東西掐著似的，感覺嚴重卡住，根本無法吃下什麼東西，這些年來，看遍了各大醫院的胃腸科，治都治不好。太太描述時的語氣很平靜，但很奇怪，我卻能感覺出她的絕望，很像那種眼淚流乾的感覺。

一旁陪伴的先生很愛他太太，一邊聽著太太描述病症，一邊強顏歡笑地為太太打氣。後來，先生跟我說著這一年來陪太太四處看診，病情絲毫沒有起色。他問我，可不可以讓他太太住院一陣子。我拒絕了，因為，這位太太的各種症狀，很明顯是「心」生病了，因此要由精神專科醫師師來治療，甚至需要在身心科病房住院隔離。

私下，我直白告訴先生我的顧慮「你的太太是重度憂鬱症，可能會有自殘的行為發生。」同時，建議先生一定要帶太太去看精神科，而且最好住院，待用藥治療穩定後再說。先生沒有多說什麼，只低聲地喊著「我好累、好累。」顯然他也非常清楚太太到底是什麼病。臨走前，我告訴先生「你的累，我懂。但只要用對的藥治療，你的太太會好的。再堅持一下，一定會好的。」

兩個星期過去了，某天醫院通知我，有位患者家屬來影印檢查報告，就是那位患者的先生。他只是輕描淡寫說「她在一個風和日麗的早上走了，真

的走了。」我擔心的事，果然還是發生了。

原來，先生有把我的話聽進去，帶太太去看精神科，而且太太似乎好轉不少。就在先生以為一切都將要變好的時候，一天早上起床，就接到噩耗了。之後，我總是在想，這位太太早一點來看我，能轉介到精神科做憂鬱症治療，也許情況就不會惡化到這樣的地步了。

如本書所説，胃食道逆流患者有三分之一都是假逆流。這些假逆流患者中，有一半以上合併有自律神經失調，甚至憂鬱症等身心層面的病症；另外一半則可能是鼻涕倒流、甲狀腺腫塊，甚至食道癌的患者。

多科部的醫師一起拍影片、成立胃食道逆流診治中心、合作寫這本書，都是想傳達「多專科抗逆流團隊」的重要性。目的不僅要正確診斷，以免延誤病情（不論真正的病是什麼），也為了透過精準診斷治療，防止走到無可救藥的地步。

終結胃食道逆流最重要就是跨科會診、多管齊下。本書出版幾年來，獲得非常多朋友和同業的認同與鼓勵，但再仔細檢視之後發現，還是有一些問題沒有談論清楚。於是將出版社和諸位先進的建議，以及不同患者和家屬的情況彙整後，在本增修版中再提出了 2 個驚悚案例、9 個經典案例、3 篇生活感文，共 13 個大家最想搞清楚的單元，以補充未竟之處，使本書更臻完備。

這樣的增修之後，相信無論是輕度、中度、重度，甚至跨科的患者，以及辛苦的患者家屬，或希望預防逆流的讀者，藉由這本由超級抗逆流團隊合著的書，一定都能夠幫助大家「持續擁有健康的胃來」。

DR.ME 健康系列 HD0166X

跨科會診
終結胃食道逆流【順流暢銷增修版】

總　策　畫／吳文傑
聯合作者群／陳保仁、許瓊月、陳亮宇、陳淵琪、蘇俊郎、
　　　　　　謝岳峰、林親怡、李佳穎、陳裕峰、何鎧任
選　　　書／林小鈴
主　　　編／梁志君

行銷經理／王維君
業務經理／羅越華
總編輯／林小鈴
發行人／何飛鵬
出　　　版／原水文化事業股份有限公司
　　　　　　台北市南港區昆陽街 16 號 4 樓
　　　　　　電話：02-2500-7008　傳真：02-2502-7676
發　　　行／英屬蓋曼群島商家庭傳媒股份有限公司城邦分公司
　　　　　　台北市南港區昆陽街 16 號 8 樓
　　　　　　書虫客服服務專線：02-2500-7718；02-2500-7719
　　　　　　24 小時傳真專線：02-2500-1990；02-2500-1991
　　　　　　服務時間：週一至週五上午 09:30 ～ 12:00；下午 13:30 ～ 17:00
　　　　　　讀者服務信箱：service@readingclub.com.tw

劃撥帳號／19863813　戶名：書虫股份有限公司
香港發行／城邦（香港）出版集團有限公司
　　　　　　香港九龍土瓜灣土瓜灣道 86 號順聯工業大廈 6 樓 A 室
　　　　　　電話：852-2508-6231　傳真：852-2578-9337
　　　　　　電郵：hkcite@biznetvigator.com
馬新發行／城邦（馬新）出版集團 Cite(M) Sdn. Bhd.
　　　　　　41, Jalan Radin Anum, Bandar Baru Sri Petaling,
　　　　　　57000 Kuala Lumpur, Malaysia.
　　　　　　電話：603-90563833　傳真：603-9057-6622
　　　　　　Email：service@cite.my

封面設計／劉麗雪
內頁排版／李喬威、劉麗雪
人物攝影／STUDIO X
內頁插圖／盧宏烈（老外）
製版印刷／卡樂彩色製版印刷有限公司

初版 1 刷／ 2019 年 12 月 30 日
二版 1 刷／ 2023 年 1 月 13 日
二版 2 刷／ 2024 年 5 月 17 日
定　　　價／ 500 元
I S B N ／ 978-626-7268-04-9（平裝）
I S B N ／ 978-626-7268-05-6（PDF）

國家圖書館出版品預行編目資料

跨科會診 終結胃食道逆流 / 吳文傑總策畫；吳文
傑，陳保仁，許瓊月，陳亮宇，陳淵琪，蘇俊郎，
謝岳峰，林親怡，李佳穎，陳裕峰，何鎧任聯合作.
-- 二版 . -- 臺北市：原水文化，城邦文化事業股
份有限公司出版：英屬蓋曼群島商家庭傳媒股份
有限公司城邦分公司發行，2023.01
　　面；　公分（DR. ME 健康系列 HD0166x）
ISBN 978-626-7268-04-9(平裝)

1.CST: 食道逆流性疾病

415.516　　　　　　　　　　　111022220

城邦讀書花園
www.cite.com.tw

Printed in Taiwan